LA MÉDECINE PUBLIQUE

DANS L'ANTIQUITÉ GRECQUE

LA

MÉDECINE PUBLIQUE

DANS

L'ANTIQUITÉ GRECQUE

PAR

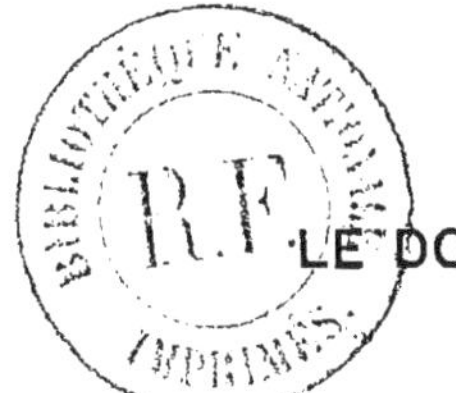

LE DOCTEUR A. VERCOUTRE

Médecin militaire.

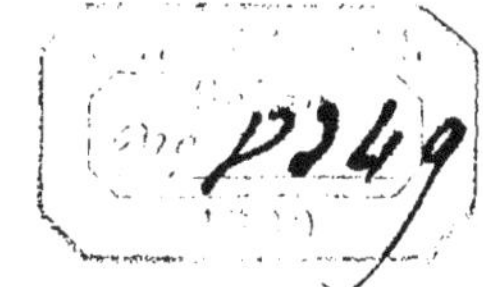

Extrait de la REVUE ARCHÉOLOGIQUE

Février, avril, mai et juin 1880.

PARIS

AUX BUREAUX DE LA *REVUE ARCHÉOLOGIQUE*

LIBRAIRIE ACADÉMIQUE — DIDIER et Ce

QUAI DES AUGUSTINS, 3

1880

LA

MÉDECINE PUBLIQUE

DANS

L'ANTIQUITÉ GRECQUE

INTRODUCTION

L'histoire médicale de l'antiquité, tant grecque que romaine, a été, au point de vue doctrinaire, étudiée et approfondie depuis si longtemps et par des auteurs si nombreux et si compétents, que l'on peut considérer le domaine de la médecine antique « proprement dite » comme absolument exploré.

Au contraire, l'histoire de la médecine au point de vue « professionnel » (et particulièrement l'histoire de la médecine publique dans l'antiquité) est encore en grande partie l'œuvre de l'avenir.

Cependant, dans ces dernières années, un savant médecin, M. le docteur Briau, étudiant au point de vue professionnel la médecine dans l'antiquité romaine (1), essayait de combler, avec un incontestable talent, la regrettable lacune que nous signalons.

Nous disons « essayait de combler » : c'est qu'en effet, si le savant auteur, dans son ouvrage sur *l'Assistance médicale chez les Romains*, a été à peu près complet, étant donnés les résultats actuels des recherches épigraphiques, il a été moins heureux dans son mé-

(1) Briau, *Du service de santé militaire chez les Romains*, Paris, 1866, in-8. — *Id.*, *l'Assistance médicale chez les Romains*, Paris, 1869, in-8. On pourra consulter aussi, du même auteur, l'étude sur le *Cercle des médecins à Rome*, communiquée à l'Académie des Inscriptions, 2 mars 1877.

moire sur *le Service de santé militaire chez les Romains.* On voit bien, par le recueil soigneusement classé des inscriptions colligées dans ce mémoire, qu'il existait chez les Romains des médecins d'armée et des médecins de flotte, — ce que d'ailleurs, à peu de chose près, on savait depuis longtemps déjà ; — mais la partie essentielle dans tout ouvrage d'histoire, la partie critique, fait par malheur absolument défaut : nous ne voyons pas quelles étaient les fonctions de ces médecins militaires, et cependant que d'intéressantes recherches étaient à faire sur ce sujet, que de faits ignorés à présenter au lecteur, tels, par exemple, que le rôle du médecin chargé de pratiquer une saignée disciplinaire aux soldats insubordonnés (1) ! On ne nous dit pas quelle était la condition sociale de ces médecins, s'ils étaient libres, affranchis ou esclaves, et pourtant que de documents auraient éclairé cette importante question ! On ne nous dit pas de qui ils dépendaient au point de vue de la discipline, s'ils étaient salariés et quel était leur salaire, s'ils avaient des privilèges et quelles étaient leurs obligations ; et, ici encore, que de textes (2) étaient à rassembler et à commenter concernant ces différents points ! On ne parle pas davantage de ces précieux auxiliaires des médecins de troupes, de ces médecins-oculistes qui suivaient les stations militaires romaines de la Gaule, de la Germanie, du Belgium et de la Bretagne, prêts à soigner les redoutables ophtalmies des armées, oculistes dont les curieux cachets, arrivés jusqu'à nous, ont été si magistralement étudiés par feu Sichel.

Malgré ces imperfections, il faut cependant convenir que les deux ouvrages dont nous parlons ont beaucoup contribué à éclairer l'histoire de la profession médicale chez les Romains.

Dans l'antiquité grecque, au contraire, la médecine, au point de vue professionnel, a été bien moins étudiée encore : la médecine d'armée, cependant, grâce aux travaux des Kühn, des Zimmermann, des Malgaigne, des Daremberg, etc., a été explorée d'une manière satisfaisante ; mais au point de vue « civil », aucun travail d'ensemble n'a été fait jusqu'à présent, et, par suite, l'histoire de la médecine publique dans l'antiquité grecque a été, faute sans doute de documents précis, singulièrement laissée dans l'ombre. Grâce

(1) Aulu-Gelle, liv. X, chap. XIII, et Montesquieu, *Gr. et déc. des Rom.*, chap. II.

(2) Sur ces questions, voy. : Veget., *De re milit.*, lib. II, cap. X ; Fl. Vopiscus, *in divo Aureliano* ; la lettre d'Antonin *in Cod.*, *de Profess. et medic.*, tit. 52 ; on discuterait aussi avec intérêt *Cod.*, lib. XII, 36, leg. 6 ; *Digest.*, lib. IV, tit. VI, leg. 33 ; etc., etc.

aux recherches de nos plus savants épigraphistes, cette ombre commence à se dissiper ; le temps est venu de faire la lumière dans ce chapitre trop longtemps obscur dans l'histoire de la médecine, et c'est pourquoi, désireux de mettre dans leur véritable jour les curieux détails d'une organisation tout à l'honneur de notre profession, nous avons voulu entreprendre l'histoire de la médecine publique chez les Grecs, c'est-à-dire, et nous insistons sur ce point, une histoire de la médecine grecque considérée comme constituant une des branches des services publics : ce sujet est à peu près inédit(1).

Une autre raison nous a déterminé à accomplir ce travail : si l'on sait jusqu'ici, faute de recherches, peu de chose sur l'organisation de la médecine dans les cités grecques, il est pénible de voir que ce que l'on sait contient de graves erreurs. Ainsi, par exemple, à la page 82 de son mémoire déjà cité sur la médecine militaire chez les Romains, M. Briau, à propos d'une inscription latine (sur laquelle nous reviendrons d'ailleurs) mentionnant un médecin comme « salarié » par une cité, nous dit que « c'est là un nouvel exemple de ces médecins que les villes de l'antiquité, les villes grecques en particulier, s'appropriaient, et auxquels elles allouaient des traitements « en récompense » des services qu'elles en recevaient. » Eh bien ! cette assertion contient une grave erreur : non, les cités de la Grèce n'allouaient pas de traitements à leurs médecins « en récompense » des services reçus ; elles les salariaient purement et simplement en leur qualité de fonctionnaires, mais savaient, comme nous le verrons, créer pour leur dévouement exceptionnel des récompenses spéciales, autrement nobles que des récompenses pécuniaires. Ainsi encore, M. Foucart (2) prétend que certains médecins publics, peu scrupuleux et peu zélés, ne craignaient pas d'envoyer leurs esclaves visiter, à leur place, les malades pauvres ou trop éloignés ; cette assertion encore, et nous le montrerons, est inexacte.

De telles erreurs, et d'autres encore, dans un sujet si peu connu et si important à élucider, ne peuvent, en vérité, plus longtemps subsister.

Une autre raison enfin, — celle-ci plus importante encore que celle-là, — nous a sollicité.

(1) Nous ne connaissons d'important sur ce sujet que le savant article publié par M. Wescher à propos de l'inscription de Carpathos, et une note intéressante de M. Perrot sur les Archiâtres.

(2) *Mémoire sur les ruines et l'histoire de Delphes.*

Rappelant, dans son ouvrage sur l'Assistance médicale chez les Romains, et d'après le recueil de Gruter, une inscription chrétienne dans laquelle un certain Denis, médecin romain, est loué, à juste titre, pour avoir tout offert gratuitement aux malades, *obtulit ægrotis.... omnia gratis*, M. Briau s'écrie « qu'on ne trouve absolument rien qui ressemble à ce désintéressement, même de loin, dans les documents de source païenne », et il ajoute qu' « on peut apprécier maintenant combien le progrès des mœurs a été grand et quelle rénovation sociale a dû avoir lieu pour arriver enfin à cette assistance médicale active et efficace qui se traduit par la création des hôpitaux et par la pratique de la médecine gratuite. » Quelques pages avant encore, le même auteur nous avait dit : « Pour toutes les sociétés antiques, quel que fût leur degré de civilisation, l'indigent était un ennemi intérieur comme l'étranger était un ennemi extérieur. »

Eh bien ! que le savant auteur me permette de le lui dire sans ambages : il a calomnié la société grecque tout entière ! Si M. Briau avait commencé, — ce qui était au moins naturel, chronologiquement et logiquement parlant, et ce qu'il n'a pas fait, — par étudier l'organisation médicale grecque avant d'étudier l'organisation médicale chez les Romains, il n'aurait pas inscrit dans un livre qui, en définitive, fait autorité dans nos chaires d'histoire médicale, cette injustifiable calomnie.

Non, et nous le prouverons, il n'est pas exact qu'en Grèce, du moins (1), le pauvre et l'étranger fussent considérés comme des ennemis de la société et traités comme tels ; non, il n'est pas exact que ce soit le christianisme, malgré tout le bien qu'il a fait et qu'on ne saurait méconnaître, qui le premier a fondé l'assistance publique médicale ! Cette assistance existait, nous le montrerons, parfaitement organisée dans le vieux monde grec, et si elle a disparu ou, pour mieux dire, si elle a été négligée dans le monde qui avait Rome pour capitale, c'est que le peuple romain, monstrueusement corrompu dans les derniers temps de la république et sous la domination impériale, maître du monde entier, gorgé de richesses, enivré de gloire, conséquemment rebelle aux sentiments d'humanité et de charité, n'a su choisir, dans les dépouilles des Grecs, que les institutions qui flattaient ses appétits. Si l'on veut, sans parti pris de dénigrement, rendre aux Grecs ce qui appartient aux Grecs et au christianisme ce qui appartient au christianisme, nous montrerons

(1) Les Romains seuls ont considéré l'étranger comme un ennemi : *hôte, hostis.*

et l'on verra que le christianisme n'a fait, soit en établissant la gratuité des secours médicaux, soit en installant des hôpitaux, que ramasser, dans la boue romaine où elles étaient restées dédaignées les nobles et impérissables institutions qui existaient, bien avant le Christ, dans chacune des cités de la Grèce.

Voilà la vérité ! et c'est pour lui rendre hommage que nous avons résolu d'écrire ce mémoire.

Notre œuvre est une œuvre personnelle, que nous livrons avec confiance à l'examen de la critique. Sans doute, comme dans toute œuvre d'histoire ancienne qui repose sur des documents forcément insuffisants, on trouve dans ce mémoire une partie conjecturale ; mais, bien qu'elle s'appuie toujours sur des interprétations légitimes ou des inductions rationnelles, nous nous sommes efforcé de lui réserver la plus petite place possible. Soucieux, avant tout, de n'avancer aucun point important qui ne pût être prouvé ou fortement appuyé par des documents positifs, nous avons recherché et recueilli une très grande quantité de textes ; nous nous sommes borné le plus souvent à citer l'auteur ; mais, quand les documents se sont montrés d'une importance exceptionnelle, nous avons tenu à les rapporter textuellement. Nous avons la certitude que nos efforts seront appréciés du public médical, car nous sommes heureusement loin de cette époque (1743) où un illustre maître en chirurgie, Morand, se croyait obligé de publier, à la honte du public médical de son temps, un opuscule qu'il intitulait : « Discours dans lequel on prouve qu'il est nécessaire au chirurgien d'estre lettré. »

Dans ce présent mémoire, nous nous bornerons à étudier chez les Grecs la médecine publique dans l'ordre civil.

I

Dès la plus haute antiquité, les médecins ont considéré comme un devoir professionnel de donner aux pauvres leurs soins gratuits : c'est dire que les médecins grecs n'ont pas failli à cette obligation. Si Hippocrate, — et M. Briau le lui reproche amèrement (1), — n'a pas mentionné dans le Serment cette nécessité morale pour le médecin de dispenser gratuitement ses secours aux indigents, il ne faut

(1) Briau, *l'Assistance médicale chez les Romains*, p. 101.

voir là qu'une omission ; car, dans le livre des *Préceptes* (1), voici ce que dit expressément le Père de la médecine :

« Je recommande de ne pas pousser trop loin l'âpreté, et d'avoir égard à la fortune et aux ressources; parfois même vous donnerez des soins gratuitement (προῖκα).... S'il y a lieu de secourir un homme étranger et pauvre, c'est surtout le cas d'intervenir ; car là où est l'amour des hommes (φιλανθρωπίη) est aussi l'amour de l'art. »

Dans toute l'antiquité grecque on retrouve la preuve que ces nobles préceptes ont été constamment et rigoureusement observés ; et jusqu'à la fin du IVe siècle après J.-C., dans les œuvres de Libanius (2), le dernier défenseur du paganisme expirant, il est fait mention de ces nombreux médecins qui, bien loin « de se faire payer leurs soins, venaient, de leurs deniers, au secours de l'indigence. »

Si donc la nécessité de fournir les secours médicaux à tous, en tenant compte des ressources de chacun, s'était imposée à l'esprit des hommes qui ont pour mission de soigner les plaies du corps, on pense bien qu'elle dut solliciter également l'attention des législateurs, qui ont pour tâche de guérir les plaies des sociétés ; ceux-ci, en outre, comprenant qu'il ne fallait pas laisser à l'initiative individuelle le soin de pourvoir à un besoin social, et habiles à mettre en œuvre tout ce qui pouvait contribuer au bien du peuple qu'ils s'étaient donné la mission de régir, songèrent à utiliser, dans l'intérêt général, le bon vouloir des médecins, et créèrent des dispositions législatives destinées à assurer le service de la médecine publique.

Suivant Diodore de Sicile (3) c'est Charondas qui, le premier, à Thurium, promulgua une loi d'après laquelle les malades seraient désormais soignés « aux frais publics » :

......δημοσίῳ μισθῷ (*id est* publicâ mercede) τοὺς νοσοῦντας τῶν ἰδιωτῶν ὑπὸ ἰατρῶν θεραπεύεσθαι......

Sans doute, Diodore, qui écrivait au temps de César et d'Auguste, a commis ici une erreur en désignant la ville de Thurium, en Lucanie, comme la cité dans laquelle Charondas a promulgué cette loi, par la raison que Charondas vivait plus d'un siècle avant la fondation de Thurium (443 ou 444 av. J.-C.). Mais, que ce soit à Thurium

(1) Hipp., éd. Littré, t. IX, *Préceptes*, § 6.

(2) *Præl. orat* Libanius,., etc., Morel interp., Paris, 1606, in-fol., t. I, 52 et 52 p. (*comm. loc.* κατ' ἰατροῦ φαρμακέως).

(3) Diod. Sic., lib. XII, cap. XIII, § 4.

ou dans toute autre cité (Catane? Rhegium?) de Sicile ou de Grande Grèce que cette loi ait été promulguée, il nous paraît indubitable qu'elle l'a été par Charondas, que l'on s'accorde généralement à faire vivre vers 600 avant J.-C., ce qui fait remonter très haut, on le voit, l'institution de la médecine publique.

On comprend avec quel empressement cette institution dut être accueillie, si l'on songe au triste spectacle que devaient présenter les malades pauvres des cités, exposant sur les places publiques ou dans les carrefours leurs maux et leurs plaies (1), ou bien, entassés dans les temples, demandant à la fourberie des promesses fallacieuses de guérison et des remèdes dérisoires (2) ; et c'est pourquoi, désireuses d'obéir aux prescriptions d'une loi qui répondait à un besoin si urgent, les cités grecques se pourvurent chacune d'un médecin qui prit le nom de *médecin public*, le choix de ce médecin, comme nous l'apprend le passage suivant de Xénophon (3), étant d'ailleurs laissé à la libre et entière disposition de la cité. Voici ce passage, dans lequel on remarquera que Cyrus parle du service de santé dans les villes grecques comme d'une institution sinon assez récente, du moins assez importante pour attirer l'attention et défrayer les conversations :

...... ἀκούων καὶ ὁρῶν ὅτι.... πόλεις αἱ χρῄζουσαι ὑγιαίνειν ἰατροὺς αἱροῦνται......

« ...... Entendant dire et voyant que .... les cités (grecques) qui veulent être en bonne santé se choisissent des médecins.... »

Si la ville avait effectivement le droit de choisir son médecin public, ce choix suppose nécessairement qu'il se présentait un certain nombre de candidats à cet emploi, et le passage suivant de Xénophon (4), passage où Socrate se montre si finement satirique, nous prouve qu'en effet les candidats étaient nombreux, et prononçaient, pour soutenir leur candidature, ces discours qu'on appelle de nos jours des « professions de foi » et dont voici un spécimen plein d'ironie :

(1) Strabon, *Geogr.*, lib. III et lib. XVI ; Plutarque, dans son opuscule : *S'il est vrai qu'il faille mener une vie cachée*, chap. II, etc.

(2) A. Gauthier, *Recherches hist. sur l'exerc. de la méd. dans les temples*, etc., Paris, 1844.

(3) Xen., *Cyrop.*, lib. I, cap. VI, § 15-16.

(4) Xen., *Memorab.*, lib. IV, cap. II, § 5.

Σωx. — ..... Ἁρμόσειε δ' ἂν οὕτω προοιμιάζεσθαι καὶ τοῖς βουλομένοις παρὰ τῆς πόλεως ἰατριxὸν ἔργον λαβεῖν. Ἐπιτήδειόν γ' ἂν αὐτοῖς εἴη τοῦ λόγου ἄρχεσθαι ἐντεῦθεν · Παρ' οὐδενὸς μὲν πώποτε, ὦ ἄνδρες Ἀθηναῖοι, τὴν ἰατριxὴν τέχνην ἔμαθον, οὐδ' ἐζήτησα διδάσxαλον ἐμαυτῷ γενέσθαι τῶν ἰατρῶν οὐδένα · διατετέλεxα γὰρ φυλαττόμενος οὐ μόνον τὸ μαθεῖν τι παρὰ τῶν ἰατρῶν, ἀλλὰ xαὶ τὸ δόξαι μεμαθηxέναι τὴν τέχνην ταύτην. Ὅμως δέ μοι τὸ ἰατριxὸν ἔργον δότε · πειράσομαι γὰρ ἐν ὑμῖν ἀποxινδυνεύων μανθάνειν.

Que l'on peut traduire :

« Socrate. — ..... Un exorde semblable conviendrait également à ceux qui demandent à la cité de les investir des fonctions de médecin public ; car ils ont l'habitude de commencer ainsi leur discours : « Certes, ô Athéniens, je n'ai jamais appris l'art médical et n'ai ja« mais recherché un médecin pour me servir de maître ; ma grande « préoccupation a toujours été, en effet, non seulement de ne rien « apprendre des médecins, mais même de ne pas paraître avoir « appris l'art : accordez-moi cependant l'emploi de médecin public « que je sollicite ; c'est à vos risques et périls que je m'efforcerai de « faire mon éducation médicale. »

Après avoir entendu les discours, la cité, c'est-à-dire l'assemblée du peuple, procédait à l'élection, comme le témoigne le passage suivant de Platon (1), passage qui confirme d'ailleurs le précédent :

Σωx. — .... ὅταν περὶ ἰατρῶν αἱρέσεως ᾖ τῇ πόλει σύλλογος ἢ περὶ ναυπηγῶν ἢ περὶ ἄλλου τινὸς δημιουργιxοῦ ἔθνους, ἄλλο τι ἢ τόθ' ὁ ῥητοριxὸς οὐ συμβουλεύσει ; δῆλον γὰρ, ὅτι ἐν ἑxάστῃ αἱρέσει τὸν τεχνιxώτατον δεῖ αἱρεῖσθαι..... »

« Socrate. — .... Quand il s'agira de l'élection des médecins ou des armateurs, ou de toute autre industrie publique, est-ce que par hasard il ne faudra pas alors s'en rapporter à l'orateur ? Il est clair en effet que, dans ces sortes d'élections, c'est le plus habile qui doit être élu .... »

Tel était donc le mode employé le plus habituellement pour procéder à la nomination du médecin public.

Cependant il y a lieu de croire que ce mode électif n'était pas toujours pratiqué ; il est certain, en effet, que lorsqu'un médecin

(1) Plat., *Gorgias*, cap. X, § 445 et seq.

périodeute (1) s'était fait une grande réputation, les cités riches, désireuses de le posséder, s'efforçaient à l'envi, par l'offre d'un traitement élevé, de l'attirer à elles : c'est ainsi que Démocède (né vers 560 av. J.-C.), qui est le plus ancien médecin public (mais non pas le premier sans doute) dont l'histoire fasse mention, et dont les curieuses aventures nous ont été conservées par Hérodote (2), alla, attiré par l'offre de rémunérations pécuniaires élevées, successivement exercer les fonctions de médecin public d'abord à Egine pendant un an, puis à Athènes également pendant un an, pour revenir, après avoir été réduit en servitude et avoir guéri le pied de Darius, se fixer définitivement à Crotone, sa ville natale. Mais ce sont là, on le comprend, des faits tout à fait exceptionnels.

Une fois élu, le médecin, jusqu'alors simple ἰατρὸς, prenait le nom particulier de ἰατρὸς δημοσιεύων ou simplement δημοσιεύων, expression qui indique qu'il était désormais investi de fonctions publiques.

On trouve ce mot dans les *Acharniens* d'Aristophane (3) : le paysan Lamachus demande à Dicéopolis de le guérir d'une maladie d'yeux, et Dicéopolis lui répond :

Ἀλλ', ὦ πονήρ', οὐ δημοσιεύων τυγχάνω.
..... ἀλλὰ κλᾶε πρὸς τοὺς Πιττάλου.

« Mais, misérable, je ne suis pas médecin public ;
..... adresse-toi aux disciples de Pittalus. »

Remarquons ici, en passant, que Pittalus, qui désigne dans la pièce le médecin public, est évidemment un pseudonyme. Nous ne sommes pas éloigné de croire qu'à l'époque où Aristophane écrivait, le médecin public d'Athènes s'appelait en réalité Attalus, nom que l'on retrouve porté par des médecins dans plusieurs inscriptions grecques (4) ; Aristophane, qui riait de tout et de tous, désignait ainsi, sous un pseudonyme transparent, cet Attale à la moquerie des spectateurs (5).

(1) L'histoire des périodeutes serait curieuse à faire. On en retrouve en France jusqu'à la fin du XVIIe siècle : Octavian de Ville, Collot, Covillard, etc., étaient périodeutes.

(2) Herod., lib. III, cap. CXXV-CXXXI.

(3) Aristoph., *Acharn.*, v. 1030 et v. 1032.

(4) Le Bas, *Voy. archéol.*, part. V, Asie Mineure, inscr. 161 (Ephèse) ; inscr. 1695 (Héraclée), etc., et les médailles.

(5) Voir encore Aristoph., *Acharn.*, v. 1222, et *Vesp.*, v. 1432. Notre conjecture sur Pittalus n'a rien qui doive surprendre ; elle est fondée sur les habitudes de l'au-

Quoi qu'il en soit, Suidas (1), en définissant, d'après le Scholiaste d'Aristophane, le terme δημοσιεύων, nous indique nettement la nature des fonctions du médecin public : le δημοσιεύων, dit-il, c'est le médecin nommé à l'élection, « qui soigne les malades *gratuitement* » (προῖκα). On remarquera que Suidas ne mentionne aucune classe particulière de malades soignés et entend expressément dire « tous les malades », de condition libre bien entendu.

Maintenant, donnons sur la gratuité de ces soins quelques explications.

Ainsi que nous le verrons plus loin, les citoyens, dans toute ville grecque, s'associaient et s'imposaient (2) pour fournir un traitement fixe au médecin qu'ils avaient élu ; or, c'est précisément en échange de ce traitement que le médecin dit public devait ses soins gratuits à tous les citoyens. La cité obtenait donc, par le moyen de ce contrat, librement consenti, un double avantage : d'abord elle possédait à demeure un médecin dûment choisi, ensuite elle assurait à tous des secours médicaux gratuits, et cela à peu de frais, car il est positif que les secours médicaux, comme tous les secours, sont moins onéreux à des individus associés qu'à des individus isolés.

On pense bien que ceux qui devaient surtout profiter des bienfaits de cette association étaient les citoyens peu aisés et les indigents ; ce sont eux, en effet, qui dans toute ville forment la grande majorité des citoyens, et ce sont eux qui ont le plus besoin de la gratuité des secours de l'art. L'esprit qui préside à toute association se retrouve donc nécessairement ici, à savoir, obtenir pour les moins aisés, à l'aide de la solidarité (prescrite ici par la loi), les secours indispensables auxquels, en restant isolés, il leur faudrait absolument renoncer.

teur, et Aristophane s'est servi même pour lui-même du voile du pseudonyme. Chacun sait, en effet, que le grand comique ne fit pas représenter sous son propre nom ses premières pièces ; par exemple, la comédie des *Acharniens*, dont nous parlons, fut représentée l'an 425 av. J.-C., non pas sous le nom d'Aristophane, mais bien certainement sous celui de Callistrate ; mais Aristophane a grand soin de s'y désigner, par les allusions les plus transparentes, comme le véritable auteur de la pièce.

(1) Suidas, *Lexic.*, s. v. δημοσιεύω, d'après *Schol. in Aristoph. Acharn.*, v. 1030.

(2) Les Grecs n'ont jamais hésité à donner leur argent pour assurer à leurs malades les secours médicaux ; ainsi, par exemple, Xénophon (*Anab.*, lib. V, cap. v, § 4 seq.). nous dit que les Grecs, dans leur lutte contre les Perses, entrèrent, sans exercer de violences et *en payant*, dans la ville de Cotyora, pour y déposer et y faire soigner leurs malades.

Ainsi le médecin public avait la tâche lourde de donner ses soins gratuits à *tous* les citoyens(1) et particulièrement, par la force même des choses, aux citoyens pauvres.

Hâtons-nous de dire cependant que les secours médicaux aux indigents, en Grèce, étaient en réalité moins nécessaires qu'on ne l'imagine. Trois institutions, comme l'a très bien montré M. de Gérando (2), rendaient en effet moins urgente cette assistance, en diminuant le nombre même des pauvres ; ces institutions étaient : l'hospitalité, la constitution de la famille, et l'esclavage ; nous ajouterons une quatrième considération, tirée de l'obligation, pour tous les citoyens, de servir depuis l'âge de vingt ans jusqu'à soixante ans. Que l'on songe maintenant que le peuple grec était plein de douceur et d'humanité (3) ; que la Grèce, organisée en républiques, comprenait la double nécessité politique et sociale de l'assistance réciproque ; que le travail manuel n'était pas, comme il le fut plus tard à Rome, considéré comme servile et méprisé ; que l'horreur de la pauvreté (4) était assez profonde pour qu'on ait lieu de croire que les citoyens faisaient tout pour échapper à ses dures nécessités ; qu'en Grèce enfin, comme partout, quand les pauvres deviennent nombreux, ils constituent dans les cités une population turbulente et dangereuse qu'il importe, pour le repos public, d'amoindrir en la secourant, et l'on s'expliquera à la fois et le petit nombre habituel des indigents, et la faible importance de l'assistance médicale qui en est la conséquence. On remarquera d'ailleurs que toutes les fois qu'un auteur grec parle des pauvres, soit à Athènes, soit ailleurs, c'est que le nombre de ces pauvres est devenu assez élevé pour que l'auteur juge le fait digne de mention, et cet accroissement qu'il signale coïncide toujours avec une situation politique anormale, irrégulière, des guerres malheureuses au dehors, ou des dissensions intestines prolongées. C'est ainsi, par exemple, qu'Isocrate (5) nous dit que de son temps il y avait beaucoup de pauvres à Athènes ; mais il ne faut pas oublier que le célèbre rhéteur athénien a assisté à la longue guerre du Péloponèse, laquelle s'est terminée précisément par la prise d'Athènes.

(1) L'inscription de Carpathos, que nous rapporterons plus loin, dit positivement πάντας, tous.

(2) *De la bienfaisance publique,* tome IV, p. 271.

(3) Plut., *Pelop.* ; id., etc.

(4) Tyrtée, 2e chant guerr., *in Poetæ minor. græc.*

(5) Isocrat., *Orat. areopagit.*

Nous n'ignorons pas qu'on a voulu (1), pour chercher à prouver qu'en Grèce les secours médicaux faisaient défaut aux indigents, tirer parti d'un passage où Platon (2) déclare que, lorsqu'un artisan est atteint d'une de ces maladies qui ne peuvent guérir que lentement, comme il ne peut plus vaquer à son travail, il est plus avantageux pour lui de mourir ; mais il faut bien comprendre ce passage : Platon soutient que, dans tout état bien policé, chaque citoyen, riche ou pauvre, ayant une tâche à remplir, personne n'a le loisir de passer sa vie à être malade, et il ajoute : c'est pourquoi l'artisan, dont le devoir est de travailler, et qui se voit obligé de se faire soigner pendant longtemps et de renoncer à son labeur, perd par là tout intérêt à vivre ; c'est pourquoi encore le riche, dont le devoir est de pratiquer la vertu, doit trouver la vie insupportable dès que, par l'effet d'une longue maladie, il cesse de pouvoir exercer sa bienfaisance. On voit que Platon veut ainsi exprimer énergiquement la nécessité impérieuse pour tous d'accomplir le devoir, — pour le pauvre, de vaquer à son travail, — pour le riche, de pratiquer la vertu.

Voilà, dans ce passage, ce qu'a voulu montrer Platon, rien de plus ; essayer d'en tirer autre chose serait non seulement méconnaître la véritable pensée de l'auteur, mais encore échafauder sur une interprétation inexacte une hypothèse que tout vient démentir ; et c'est pourquoi, appuyé sur toutes les considérations qui précèdent et fort de toutes celles qui vont suivre, nous reconnaîtrons que le législateur, en créant la médecine publique en Grèce, a véritablement organisé une assistance médicale parfaite.

Il convient maintenant de montrer quels moyens la ville mettait à la disposition du médecin public pour lui permettre l'accomplissement de sa mission.

II

Galien, dans ses œuvres, nous fournit un renseignement extrêmement précieux pour éclairer la question que nous nous proposons d'examiner en ce moment. En effet, dans son Commentaire sur le livre d'Hippocrate κατ' ἰητρεῖον, c'est-à-dire *de medici officina*, le

(1) A. Gauthier, *op. cit.*, p. 237.
(2) Plat., *De civit.*, lib. III.

médecin de Pergame, à propos des officines vastes et bien éclairées dont parle Hippocrate, ajoute :

...... οἷοι καὶ νῦν κατὰ πολλὰς τῶν πόλεων δίδονται ἰωμένοις τοῖς ἰατροῖς...... (1).

Ce qu'il faut traduire :

« ...... de semblables (officines) sont, *encore aujourd'hui*, mises par beaucoup de cités à la disposition des médecins qu'elles emploient...... »

Ainsi donc, Galien, mentionnant dans son commentaire les grandes officines dont parle Hippocrate, nous affirme que maintenant encore, au temps où il écrit, certaines villes en donnent de semblables à leur médecin en titre : c'est donc qu'autrefois, au temps où écrivait le célèbre auteur que Galien commente, les villes avaient coutume de donner également ces officines à leur médecin, et les expressions καὶ νῦν du passage de Galien donnent à ce passage toute la valeur d'une révélation.

Il faut donc admettre, — ce que personne jusqu'ici n'a vu, — que, dès une haute antiquité, la cité, après avoir choisi son médecin public, lui donnait ce local, cette officine très complexe, que l'on nommait, suivant les dialectes, ἰατρεῖον, ἰητρεῖον, ou même, comme l'écrit Asclépiade, ἰητρίη. Lorsque nous aurons montré ce qu'était cet *iatrium*, on comprendra que, même en l'absence d'un texte positif, l'induction seule permettait d'établir que la cité devait pourvoir de cette officine le médecin qu'elle employait. En effet, quand un médecin public, comme ce Démocède de Crotone, dont nous avons parlé, quittait une ville pour aller exercer dans une autre, qu'aurait-il fait de l'officine qu'il abandonnait, si elle lui avait appartenu ? qu'aurait-il fait des machines, dont beaucoup étaient fixes, des instruments variés, des lits, des médicaments qu'elle contenait, et comment aurait-il pu transporter de ville en ville tout ce matériel ? Bien plus : est-ce que beaucoup de ces médecins n'arrivaient pas (comme Démocède lui-même, fuyant la maison paternelle, arriva à Égine), dans la cité où ils avaient dessein d'exercer, sans appareils, sans outils, sans médicaments, sans même le modeste

(1) *Cl. Galeni op. omnia*, éd. C. Gottlob Kühn, 1830, t. XVIII, *in Hipp. lib. de med. off. comm.*, I, VIII. Galien, qui vivait sous Marc Aurèle et Commode, et qui passa la moitié de sa vie à Rome, veut très probablement dire : « certaines villes tant grecques que romaines. »

bagage chirurgical qu'un auteur hippocratique (1) recommande d'emporter avec soi en voyage? et alors comment pouvaient-ils, dans des conditions si précaires, accomplir la mission si importante de soigner, comme médecins publics, une clientèle considérable? mais tout s'explique, tout se comprend si l'on admet, et il faut l'admettre sur l'autorité de Galien, que la cité possédait une officine, un *iatrium* public, qu'elle mettait à la disposition du médecin qu'elle avait élu.

Examinons maintenant ce qu'était un *iatrium*. L'*iatrium*, à proprement parler, était l'officine du médecin ; tout médecin possédait un *iatrium*. Ainsi, par exemple, si l'on en croit Timée (2), Aristote lui-même, qui était de famille médicale et avait écrit sur la médecine, avait possédé, puis quitté, un *iatrium* de grande valeur (πολυτίμητον ἰατρεῖον). Bien des causes, on le comprend, pouvaient établir la réputation et conséquemment l'importance de tel ou tel iatrium en particulier ; ainsi, par exemple, la renommée scientifique du médecin qui en était le possesseur, ou encore la bonne situation de l'*iatrium*, devait avoir une influence : l'officine d'Euthydique, dont nous parle Eschine (3), devait être assurément fort achalandée, car elle était située au Pirée, et le Pirée était le quartier le plus ancien et le plus populeux d'Athènes ; c'est par là qu'affluaient les étrangers et aussi les maladies ; la peste (λοιμός) dont Thucydide fut atteint et fut témoin, et qu'il nous a décrite (4), avait débuté par le Pirée.

Il n'est pas douteux que l'officine la plus importante de toutes, dans une cité, était l'officine du médecin public ; elle devait, pour satisfaire aux besoins d'une clientèle considérable, être aussi bien organisée que possible : c'est cette officine-type que nous allons maintenant décrire.

L'*iatrium public*, d'après Galien (5), était un édifice relativement vaste ; il était pourvu de hautes portes et recevait pleinement la lumière. Voilà pour l'extérieur. Pénétrons maintenant dans l'édifice et voyons quelles en étaient les dispositions à l'intérieur.

D'abord, on peut tenir pour certain que dans cet *iatrium* était situé le logement du médecin ; c'est là, en effet, que celui-ci opérait et soignait les malades, là qu'il donnait des consultations, là

(1) *Bienséance*, § 8 et seq., in Hipp., éd. Littré, t. IX.

(2) Tim. de Taurom., in Didot, *Fragm. hist. græc.*, fragm. 70, p. 209-210. Eusèbe cependant (*in Præp. evang.*, XV, II, p. 791) dit que Timée a menti.

(3) Eschin., *Orat. contra Timarch.*, I, § 40.

(4) Thucyd., lib. II, § 47, 48 et seq.

(5) Galen., *loc. cit.* (.....ἐν οἴχοις μεγάλοις, θύρας μεγάλας, φωτὸς πληρεις.....)

qu'il préparait les remèdes : c'est là, sans aucun doute, qu'il devait loger, lui, sa famille et aussi ses aides.

A côté, devait se trouver ce que nous appelons aujourd'hui le « cabinet de consultations ». Il est certain, en effet, que nombre de malades se rendaient à l'*iatrium* pour y consulter le médecin, et nous en trouvons la preuve, par exemple, dans le passage où Xénophon (1) nous rapporte l'assassinat commis à Chio, par Etéonice escorté de quinze spadassins, sur un pauvre diable « souffrant des yeux » et « sortant d'un *iatrium* », où il venait évidemment de consulter l'homme de l'art.

Plus loin était la salle d'opérations avec son imposant arsenal : dans cette chambre, on voyait des entailles ingénieusement pratiquées dans les murs, des leviers divers ; la poutre transversale dont parle Hippocrate comme existant d'ailleurs dans toutes les maisons et dont on se servait pour réduire les luxations de la cuisse en y suspendant le patient par les pieds ; l'instrument, appelé plus tard *le banc*, duquel Hippocrate dit : « Il importe au médecin pratiquant dans une ville populeuse de posséder une machine ainsi disposée », etc. ; tous objets mentionnés dans le livre hippocratique intitulé *Des articulations* (2). En outre de ces divers appareils fixes et de ces machines, s'y trouvaient des instruments (ὄργανα), couteaux, bistouris, etc., tous d'airain ; des bandes, des compresses, des lacs, des ventouses, des cautères, etc. On y trouvait encore des instruments spéciaux, tels que l'arrache-dents, le trépan, l'outil à couper la luette, etc. ; des sièges, tous d'égale hauteur pour que le médecin et le patient fussent tous deux sur un même niveau, et enfin une table : tous objets dont font mention les livres hippocratiques intitulés *De l'officine du médecin* et *Du médecin* (3). C'est certainement cette salle qui devait spécialement recevoir cette lumière abondante, soit naturelle, soit artificielle, qu'Hippocrate et Galien après lui considèrent, à juste titre, comme indispensable pour bien opérer.

Plus loin encore, se voyait le local où les médicaments étaient conservés, préparés et débités au public. Que le médecin, en effet, possédât dans son *iatrium* des médicaments, le fait est prouvé, par exemple, par le passage du *Serment* dans lequel le récipiendaire s'engage à ne remettre à personne du poison, ce qui implique que

(1) Xen., *Hist. Græc.*, lib. II, cap. I, § 3.
(2) Hipp., éd. Littré, t. IV, § 47, § 50-72.
(3) Hipp., éd. Littré, t. III, κατ' ἰητρεῖον, et t. IX, περὶ ἰητροῦ.

les médecins possédaient chez eux des substances médicamenteuses (1).

Que, d'autre part, le médecin préparât lui-même ces médicaments, on en trouve la preuve dans le passage suivant de Pline l'Ancien (2) : « Les médecins (de mon temps), dit Pline, ignorent les caractères des substances; la plupart même en ignorent jusqu'aux noms, tant ils sont loin de savoir préparer les médicaments, ce qui jadis était leur office. »

Sans doute, il existait déjà du temps d'Hippocrate des φαρμακοπῶλαι (fabricants et vendeurs d'amulettes et aussi de drogues), puisque Aristophane en fait mention dans une de ses pièces (3); mais il ne paraît pas qu'en Grèce la coutume des médecins de préparer eux-mêmes (et même parfois de porter aux malades) leurs médicaments ait jamais disparu; du moins, on retrouve cette coutume mentionnée encore dans un passage de Libanius (4), et il faut descendre jusqu'aux bas siècles pour trouver en Grèce, dans le πημεντάριος (5) (le *pigmentarius* des Latins), l'analogue de notre pharmacien actuel, qui exécute « les prescriptions du médecin », τὰ τῶν ἰατρῶν ἐπιτάγματα.

Que le médecin, enfin, débitât dans ce local les médicaments au public, le fait n'est pas douteux, témoin le passage où le médecin (sans doute Hippocrate lui-même) qui pratiquait à Thasos dit expressément : « Les Thasiens ne vinrent pas chercher de secours dans l'*iatrium* (6). » — Témoin encore ce passage où Platon mentionne «.... ceux qui vont dans l'*iatrium* pour s'y faire administrer une potion (7). »

L'aspect de cette salle devait d'ailleurs ressembler beaucoup à celui des boutiques de nos herboristes actuels : les matières premières, les topiques, les purgatifs, etc., y étaient, nous dit un auteur hippocratique (8) « rangés selon les genres et les grosseurs ».

A ce local devait évidemment être annexé un réduit contenant

(1) Cette coutume a passé des Grecs aux Romains : voir Plaute, *Mercator*, act. II, sc. IV, v. 3-4, et voir aussi le témoignage du jurisconsulte Paul (lib. III *Sent.*, t. VI, § 62), qui vivait encore sous Alexandre Sévère, etc.

(2) Plin., *H. N.* XXXIV, cap. xxv.

(3) Aristoph., *Nubes*, v. 766 et schol.

(4) Libanius, op. et éd. cit., t. I, p. 56 D, κατ' ἰατρ. φαρμακ.

(5) Mentionné par Olympiodore de Thèbes (*ad Gorg. Plat.*), qui vivait sous Arcadius et Théodose II. (V. Saumaise, *Exercit. Plin.*, p. 470.)

(6) Hipp., éd. Littré, t. II, *Ep.*, p. 665.

(7) Plat., *De legib.*, I, § 647.

(8) *Bienséance*, in Hipp., éd. Littré, t. IX, § 10.

les ustensiles, les foyers et le bois de sarment (1) nécessaires pour la préparation à chaud de certaines substances médicamenteuses.

Enfin, dans l'*iatrium* se trouvait un dernier local garni de lits, local plus grand peut-être à lui seul que tous les autres réunis : c'était la chambre des malades.

Avant d'examiner de près ce dernier local, nous demandons la permission de présenter, sur tout ce que nous venons de décrire, quelques observations importantes. Ce qui frappe tout d'abord, c'est la complexité de l'officine médicale : comme on le voit, un *iatrium* complet, comme devait l'être celui du médecin public, comprenait, indépendamment du logement du médecin et de son cabinet de consultations, une salle d'opérations avec son arsenal, une boutique à médicaments, et au moins une salle de malades. Galien avait donc raison de nous dire que les officines confiées par les cités aux médecins publics étaient de vastes édifices.

Ce qui surprend ensuite, c'est la multiplicité des emplois que devait remplir le médecin : celui-ci, en effet, d'une part, dans l'intérieur de l'officine, était tenu de donner des consultations, d'opérer et de traiter des malades, de préparer et de distribuer les médicaments, enfin d'entretenir un important matériel; d'autre part, en dehors de l'officine, il était tenu de visiter tous les malades (2) qui réclamaient son intervention, et aussi, disons-le de suite, de rester au poste d'honneur que lui avait confié la cité quand celle-ci était désolée par les épidémies (3). Une pareille tâche eût été écrasante, si le médecin public n'avait eu, comme les médecins ordinaires, des aides dont nous aurons à parler plus loin : les aides-esclaves (et ils devaient être nombreux dans le vaste *iatrium* public) étaient très probablement des esclaves publics, fournis au médecin et entretenus par la cité; la dépense pour leur entretien n'aurait pu certainement être supportée par les ressources personnelles du médecin.

Ce qui étonne enfin, et ce qu'on a peine à comprendre, c'est, étant données l'immense clientèle du médecin public et l'énorme consommation de médicaments de toute espèce qui en devait résulter, comment le médecin pouvait se fournir de médicaments en

(1) V., Macrob., lib. VII, cap. XVI.

(2) Il est certain qu'en Grèce et déjà du temps d'Hippocrate, comme le dit formellement Cicéron (*De orat.*, III, 33), chaque médecin faisait tout ce qui se rapporte à l'art de guérir. Cette coutume a persisté longtemps, comme on en trouve la preuve dans les propres déclarations de Scribonius Largus (fol. 142) qui vivait sous Claude. Les spécialistes n'apparaissent qu'aux époques de décadence de l'art.

(3) Voir plus loin l'inscription de Carpathos.

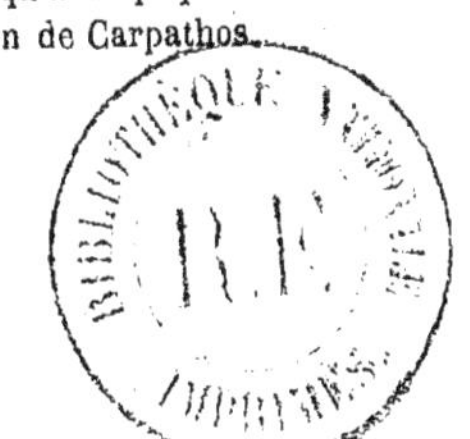

suffisante quantité s'il les devait acheter de sa bourse ; mais tout s'explique si l'on admet que la cité lui fournissait gratuitement ces médicaments; le précieux document suivant va éclairer, d'ailleurs, d'un jour inattendu, ce point important.

En effet, une inscription athénienne, recueillie par Rhangabé, et sur laquelle nous reviendrons plus loin, loue un certain Évenor, médecin, parce que, «... préposé par le peuple pour la préparation des médicaments, il a dépensé un talent à ce service. »

Or il est bien certain que si cet Évenor, qui est évidemment ici un médecin public, est félicité pour avoir dépensé, de sa poche, cinq mille cinq cent soixante francs environ de médicaments, c'est qu'il a fait un acte qu'il n'était pas tenu de faire, et s'il n'était pas tenu de dépenser son argent en médicaments, c'est qu'en réalité la cité devait les lui fournir : cela nous paraît fort clair ; mais, comme il est arrivé que la quantité allouée par la cité était insuffisante, Évenor, en médecin dévoué, n'a pas hésité à en acheter de son propre argent, afin que les malades qui lui étaient confiés ne restassent pas privés des secours de la thérapeutique.

D'ailleurs, par la réflexion, il est aisé de se rendre compte qu'il en devait être ainsi : en effet, puisqu'il est avéré que le médecin public devait soigner gratuitement les malades, il est évident qu'il leur devait donner, gratuitement aussi, les médicaments ; car, à une époque où l'on ne distinguait pas le médecin du pharmacien, soigner les malades ou les médicamenter c'était « tout un », et cette gratuité des soins, c'est-à-dire des médicaments, ne pouvait certainement s'obtenir qu'à la condition que la ville elle-même pourvût de médicaments l'officine publique : ce qui avait effectivement lieu.

Ainsi donc, il faut tenir pour certain que non seulement la cité mettait une officine à la disposition du médecin public, mais encore u'elle garnissait cette officine de médicaments ; pour le reste, on n'a pas de documents précis, mais on peut admettre, — et nous pensons que là est la vérité, — que la cité fournissait (nous verrons plus loin avec quelles ressources) *tout* ce qui était indispensable au médecin pour accomplir sa mission ; en un mot, chaque ville possédait un iatrium public, pourvu non seulement de médicaments, mais encore d'instruments, de lits, de meubles, etc., et d'un personnel esclave pour les besoins du service ; le médecin public, une fois élu, s'installait dans cet iatrium ; son successeur en prenait possession de même, et par là tout s'explique, tout se comprend sans la moindre difficulté. Ajoutons qu'il ne paraît pas douteux, —

et bien que les dispositions de la loi de Charondas ne soient pas parvenues jusqu'à nous, — que la même loi qui institua dans chaque ville le médecin public imposa à chaque cité l'obligation d'entretenir un iatrium public : l'officine publique a dû certainement naître en même temps que le médecin public; c'est en quelque sorte l'outil qui apparaît en même temps que l'ouvrier pour accomplir, comme dit Xénophon, « l'œuvre médicale de la cité » (τὸ τῆς πόλεως ἰατρικὸν ἔργον).

Revenons maintenant aux malades couchés dans l'iatrium.

Il est en effet facile de prouver que l'officine devait contenir des malades : par exemple, lorsqu'on lit, au paragraphe 2 du livre hippocratique *Sur le médecin*, que l'iatrium doit être un lieu commode, où le vent ne puisse ni pénétrer ni être gênant, où l'éclat du soleil ne blesse pas les regards, et où, conséquemment, la lumière doit venir obliquement, il est clair que l'auteur a surtout en vue l'intérêt des malades qui s'y trouvent rassemblés. Cela est si vrai qu'au même paragraphe de l'ouvrage, et immédiatement après la description de ces dispositions à donner à l'iatrium, l'auteur ajoute : « On fournira aux personnes traitées de l'eau potable et pure. » Il s'agit bien évidemment ici des personnes traitées *dans* l'iatrium (1).

Lorsque, dans *les Acharniens* d'Aristophane (2), Lamachus répond à Dicéopolis qui l'a engagé à se faire soigner chez les disciples de Pittalus :

Θύραζέ μ' ἐξενέγκατ' ἐς τοῦ Πιττάλου
Παιωνίαισι χέρσιν,

« Foras efferte me in domum Pittali
« Pæoniis manibus, »

il est infiniment probable qu'il entend s'installer dans l'officine de Pittalus, dans l'iatrium du médecin public.

Quand Platon (3) nous dit que « dans un État où abondent les malades, il faut bien que des officines (ἰατρεῖα) s'ouvrent en grand nombre », c'est apparemment pour y admettre les nombreux malades accumulés dans la cité.

D'autre part, il est certain que des opérations graves se pratiquaient dans l'iatrium : comment alors admettre que les malades

(1) Voir aussi au même paragraphe le passage : τὰ τοίνυν ἐν ἰητρείῳ θεραπευόμενα, etc.

(2) Aristoph., *Acharn.*, v. 1222-1223.

(3) Plat., *De civit.*, lib. III.

qui les avaient subies devaient, immédiatement après, quitter cet iatrium?

Mais d'autres raisons, plus fortes encore, peuvent être invoquées : par exemple, ainsi que nous le dirons plus loin, tout médecin possédait une classe particulière d'aides, qui étaient les aides-élèves, auxquels, moyennant salaire, il enseignait la médecine; si l'on admet qu'il se trouvait des malades rassemblés dans l'iatrium, il est naturel de penser que tout individu se destinant à la profession médicale allait s'installer dans cet iatrium ; or c'est précisément ce que nous laisse entendre Eschine, dans le passage signalé plus haut, lorsqu'il nous montre Timarque allant « s'installer dans l'officine d'Euthydique, au Pirée , pour laisser supposer qu'il se propose d'étudier la médecine » :

..... ἔκαθετο ἐν Πειραιεῖ, ἐπὶ τοῦ Εὐθυδίκου ἰατρείου, προφάσει μὲν τῆς τέχνης μαθητής....

Cet important passage nous montre donc d'abord qu'il y avait des malades dans l'*iatrium*, puisque Timarque, se proposant ostensiblement d'apprendre la médecine, allait s'y établir; il nous montre ensuite qu'on y soignait toutes sortes d'affections, les unes médicales, les autres chirurgicales, de manière que l'élève pût réellement y apprendre l'art, et l'art tout entier.

Du reste, le passage suivant de Platon (1) lèverait tous les doutes, s'il pouvait en exister encore :

..... τοὺς μὲν δούλους... οἱ δοῦλοι τὰ πολλὰ ἰατρεύουσι περιτρέχοντες καὶ ἐν τοῖς ἰατρείοις περιμένοντες.....

qu'il faut traduire :

«.....En général, les aides-esclaves (que possèdent les médecins) traitent les esclaves, soit dans les visites en ville, soit dans l'*iatrium....* »

Ainsi donc, il est parfaitement établi que des malades étaient soignés dans toute officine médicale, et l'on pense bien que la vaste officine du médecin public devait en contenir une grande quantité ; on n'y admettait vraisemblablement que les malades atteints d'affections graves, et ici encore, c'étaient les pauvres de la cité qui devaient surtout profiter des lits installés dans l'*iatrium* public, et ce point important mérite de nous arrêter un instant.

(1) Plat., *De legib.*, IV, p. 720.

On peut tenir pour certain, sans qu'il soit besoin d'insister, que les malades aisés se faisaient de préférence traiter à domicile; d'autre part nous venons de voir, par un passage de Platon, que des esclaves étaient traités dans l'*iatrium*; mais il faut bien comprendre ce passage : Platon veut dire que quand il y a des esclaves malades traités dans l'*iatrium*, ce sont les aides-esclaves qui les soignent; d'où l'on doit inférer que quand il y avait d'autres malades, non esclaves, dans ce local, c'était le médecin lui-même (qui était toujours en Grèce de condition libre) qui leur donnait des soins. Or, puisque les riches se faisaient pour la plupart traiter à domicile, les malades — autres que les esclaves — soignés par le médecin dans l'*iatrium* ne pouvaient être que des citoyens pauvres; cela nous paraît évident. D'ailleurs, il est difficile d'admettre que le peuple bienfaisant qui avait fait une loi pour assurer le service médical dans ses armées (1), qui avait décidé d'entretenir aux frais de l'État les soldats mutilés (2), qui avait dans toutes ses villes des refuges pour pourvoir à tous les besoins des étrangers (3), lesquels, même pauvres et malades, trouvaient des médecins pour les soigner gratuitement (4), n'ait pas songé à ses propres enfants, pauvres, malades et sans asile. Quoi! les pauvres bien portants, avaient pour se nourrir, les distributions de vivres et les repas publics (5) et on leur permettait en hiver l'accès des établissements de bains publics pour se chauffer et se coucher la nuit (6), — ce qui démontre en somme que l'État témoignait aux indigents un certain degré de sollicitude, — et ces mêmes pauvres, atteints par la maladie, n'auraient, dans leur lamentable situation, trouvé aucun refuge? ils auraient trouvé des soins médicaux gratuits et pas un abri pour reposer leurs membres fatigués par la douleur et par l'épuisement? En vérité, cela ne peut pas être, et il faut reconnaître que les salles de malades de l'*iatrium* public étaient spécialement réservées aux citoyens pauvres; car eux seuls avaient vraiment besoin de cet asile public, eux seuls

(1) Xenoph., *De repub. Lacedem.*, cap. XIII, 7.

(2) Plutarq., *in Solon.*, cap. XXXI, § 4. On a dit (Aristid., *Orat. Panathenaic.*) qu'Athènes était la seule ville de Grèce où cette coutume était établie; mais que veut-on prouver par là ? En France, actuellement, il n'y a, de même, qu'un seul Hôtel des Invalides.

(3) Aristoph., *Schol. ad Aves*, v. 1021.

(4) Voir plus haut notre citation des *Préceptes hippocratiques*, et les inscriptions que nous rapporterons plus loin.

(5) Institués par Lycurgue.

(6) Aristoph., *Schol. ad Plutum*, v. 535.

avaient vraiment besoin des secours gratuits que le médecin public devait y prodiguer : offrir des médicaments à des malades sans asile n'eût été véritablement qu'une amère dérision.

Nous n'insistons pas, et nous verrons plus loin qu'il y a lieu de croire que la nourriture des citoyens pauvres, traités dans l'iatrium, était fournie par le médecin lui-même.

III

Nous venons d'étudier les dispositions prises par les cités pour assurer les secours médicaux à tous les citoyens ; examinons maintenant quels avantages pécuniaires ces mêmes cités réservaient aux médecins publics qu'elles avaient élus.

D'après le passage de Diodore de Sicile que nous avons rapporté plus haut au sujet de la création des médecins publics, on voit que ceux-ci étaient payés sur les fonds publics : l'expression δημόσιος μισθός, qui est employée, signifie à la lettre « honoraires publics », le terme grec μισθός étant, au point de vue médical professionnel, l'analogue du latin « honos » que Cicéron emploie (1), et dont nous avons précisément tiré le terme « honoraires ».

Ces honoraires publics, ou, si l'on veut, ce traitement alloué par la cité au médecin fonctionnaire public (δημοσιεύων), moyennant lequel celui-ci devait ses soins gratuits à tous les citoyens, traitement *annuel* (2) que le médecin recevait des mains du ταμίας ou trésorier public, était perçu au moyen d'une contribution, d'un impôt payé par les citoyens. Il est vraiment curieux qu'aucun des auteurs anciens qui ont traité de l'organisation intérieure des cités grecques ne mentionne cet impôt; fort heureusement, l'épigraphie vient ici suppléer à cette insuffisance de documents, et l'inscription qui porte le n° 16 de celles consacrées aux décrets de proxénie dans le *Mémoire sur les ruines et l'histoire de Delphes*, par M. Foucart (3), comble définitivement cette lacune.

Il est dit dans cette intéressante inscription :

Ἔδοξε τᾷ πόλει, ἐν ἀγορᾷ τελείᾳ, σύμ ψάφῳ τᾷ ἐννόμῳ, Φιλιστίωνι καὶ ἐκγόνοις ἀτέλειαν εἶμεν χοραγίας καὶ τοῦ ἰατρικοῦ.

(1) Cic., *Epist.*, XVI, ep. 9.
(2) Voir Hérodote. lib. III, c. 131.
(3) *Arch. des miss. scient. et litt.*, 2e série, t. II, p. 218-219, Paris, 1865.

« Il a semblé bon à la ville (de Delphes), dans une assemblée régulière, avec le nombre légal de suffrages, d'exempter Philistion et ses descendants de la *choragie* et de l'*iatricon.* »

La *choragie*, c'est ici l'impôt prélevé sur les citoyens pour subvenir aux frais d'un chœur ; quant à l'*iatricon*, expression que l'on rencontre pour la première fois avec le sens qu'il convient de lui attribuer ici (1), c'est l'impôt prélevé sur les citoyens pour assurer le traitement du médecin public, — et aussi, ajouterons-nous, pour subvenir aux frais d'entretien de l'*iatrium* public.

Sans doute, les inscriptions de Delphes rapportées par M. Foucart, dans son Mémoire, sont de 214 à 163, et à cette époque Delphes était sous la domination romaine; mais la cité était organisée en république, et, comme le témoigne la formule qui commence le texte de l'inscription, le peuple rendait des décrets : c'est qu'il avait conservé ses antiques usages, et l'*iatricon* avait été prélevé de tout temps.

Le chiffre de cet impôt ne nous est pas connu; mais il faut admettre qu'il était, en moyenne, assez élevé (et constituait par conséquent une somme totale considérable), puisque, comme le témoigne l'inscription rapportée plus haut, c'était une haute faveur que d'en être exempté. Or, comme nous le montrerons plus loin, le traitement du médecin public était fort modique ; c'est donc, — et nous insistons sur cette remarque toute personnelle, — c'est donc que le montant de l'impôt n'était pas versé intégralement entre les mains du médecin, mais que la plus grande partie du produit de cet impôt servait précisément à subvenir aux frais élevés d'entretien de l'*iatrium* public.

Il serait fort difficile de dire quel était le montant de la somme qui revenait au médecin public pour constituer son traitement; mais il est indubitable qu'il variait suivant l'importance de la ville, puisque l'impôt prélevé sur les citoyens variait nécessairement lui-même suivant le nombre des citoyens sur lesquels il était perçu, et très probablement aussi suivant la fortune personnelle de chacun des citoyens imposés ; et ces différences inévitables, suivant l'importance des villes, dans le montant de l'impôt perçu, forcent également à admettre que l'*iatrium* public d'une ville riche et popu-

(1) Dans Xénophon, ἰατρικόν (ἔργον) désigne, comme nous l'avons vu, l'art médical, et en particulier la charge de médecin public. — Dans Libanius (*op. et ed. cit.*, t. I, p. 56, D, κατ' ἰατρ. φαρμακ.) ἰατρικόν semble désigner le médecin : πόλις μᾶλλον ἰατρικὸν ἢ λοιμόν, « urbs medicum magis quam pestem (perhorrescit) ».

leuse était nécessairement mieux garni que celui d'une cité moins opulente.

Sans doute, nous possédons quelques indications numériques mentionnées par les historiens : ainsi nous savons que le traitement alloué pour un an (1) à Démocède de Crotone par la ville d'Égine était d'un talent (2), c'est-à-dire de 5,560 francs environ, et que le traitement que lui alloua Athènes, l'année suivante, était de cent mines, c'est-à-dire d'un peu plus de 9,200 francs; mais il faut bien savoir que la réputation médicale de Démocède était considérable, et que ces sommes qui lui étaient offertes étaient, comme nou l'avons déjà observé, des traitements exceptionnels destinés à l'attirer et à le conserver dans la cité. On ne peut donc se servir de ces chiffres, qui sont des *maxima* très élevés, pour établir quel pouvait être le traitement moyen d'un médecin public de réputation ordinaire.

Nous avions pensé, en l'absence de documents précis, à tourner la difficulté et à chercher à fixer, d'une manière approximative, le montant des honoraires publics payés au médecin, en nous basant sur le montant des honoraires privés touchés par un médecin ordinaire pour une consultation, une visite ou une opération ; malheureusement, bien qu'il soit parfaitement établi, par de nombreux passages d'auteurs grecs et latins (3), que le médecin, dans toute l'antiquité, se faisait payer, en argent monnayé, par ses clients, nous n'avons rien trouvé qui nous donne le chiffre même de ces honoraires. Il existe bien, dans Cratès de Thèbes (4), qui vivait sous les premiers successeurs d'Alexandre, un passage qui donne pour salaire au médecin « une drachme », c'est-à-dire à peu près un

(1) C'est encore l'expression δημόσιος μισθός qui, pour désigner ce traitement, est employée par Hérodote (lib. III, c. 131).

(2) Un talent d'Égine, c'est-à-dire 10,000 drachmes.

(3) Plat., *Protagor.*, c. III; Aristot., *Pol.*, lib. III, cap. 11; Xenoph., *Memorab.*, lib. I, cap. II, § 54; etc. Libanius (*op. ed. et loc. cit.*) est bien étrange : il voudrait que les médecins ne se fissent point payer, et il ajoute plus loin (*Decl.* XXXI, p. 711, D) qu'ils ont raison de toucher des honoraires (ἀργύριον) !

Chez les Latins, Pline, *H. N.*, l. XXVI, cap. III; l. XXIX, §§ 3, 5, 8; mais Pline ne mentionne que des traitements fabuleux, exceptionnels; Cic., *Epist.* XVI, ep. 4, 9; Plaut., *Aulul.*, act. III, sc. 2, v. 34; etc.

Il faut descendre jusqu'à la loi salique pour trouver mention d'un chiffre exact d'honoraires; les honoraires (*medicatura*) perçus alors pour la guérison d'une plaie étaient de « neuf sous » (in *Pact. leg. salic.*, tit. 19, § 6). — Les lois des Wisigoths donnent aussi en chiffres la mention d'honoraires; c'est, par exemple, « cinq sous » pour l'extraction heureuse de la cataracte (*Leg. Wisigoth.*, lib. XI, sect. 5).

(4) *In Diogen. Laert.*, ed. Didot, lib. VI, cap. v (86).

franc; mais ce passage est conçu dans un style tellement satirique, qu'il ne peut être question, comme l'a observé M. Littré, de prendre à la lettre les indications numériques qu'il contient.

Si donc il faut, dans l'état actuel de nos connaissances, renoncer à fixer en chiffres le montant du traitement alloué au médecin public, du moins nous pourrons facilement établir que ce traitement devait être fort modique et était loin d'enrichir le fonctionnaire auquel il était attribué. A vrai dire, même en l'absence de textes positifs, on pouvait affirmer qu'il en était ainsi : en effet, dans sa pièce intitulée *Plutus*, Aristophane (1) nous dit expressément que les médecins d'Athènes étaient mal payés ; on pense bien que le médecin public était du nombre et devait, lui aussi, lui surtout (qui ne devait recevoir aucun salaire des malades), être mal rétribué, et alors, s'il touchait des honoraires modiques à Athènes, dans quelle ville de Grèce aurait-il pu en recevoir de plus élevés? Mais voici un document plus précis :

Une très curieuse inscription que nous rapporterons en entier plus loin, et qui mentionne les récompenses accordées par la ville de Bryconte au médecin public Ménocrite pour son dévouement et son désintéressement professionnels, nous dit : « ..... attendu qu'au lieu de se faire payer, Ménocrite vit dans la pauvreté, et qu'il a sauvé nombre de citoyens gravement malades sans accepter de salaire, conformément à la loi et à la justice, » etc.

Que faut-il conclure de ce passage?

Faut-il admettre que, puisque Ménocrite (qui était payé par la ville comme médecin public) s'est conformé à la loi et à la justice en ne réclamant aucun salaire aux malades qu'il soignait, et puisque le décret flatteur qui lui accorde des récompenses mentionne cette conduite avec louanges, faut-il, disons-nous, admettre, avec M. Foucart, que les médecins publics ne se conduisaient pas habituellement de même, et que, tout en recevant des appointements de la ville, ils se faisaient payer par leurs clients, exactement comme les autres médecins dépourvus de titre officiel?

Non ; et d'abord, un fait aussi immoral, — toucher deux salaires, — aurait enlevé au médecin tout son prestige en lui enlevant toute sa dignité. D'autre part, il est difficile d'admettre que les cités eussent toléré cette manière de faire, d'autant plus, comme nous l'avons montré plus haut, que les candidats à l'emploi de médecin public ne manquaient pas. Il est plus difficile encore d'admettre que les

(1) Aristoph., *Plut.*, act. III, sc. II, v. 407-408.

citoyens qui avaient payé leur contribution pour avoir droit aux soins du médecin public consentissent à payer de nouveau, et de la main à la main, les soins que ce médecin leur devait. Enfin il est encore plus difficile d'admettre que le décret que nous citons ait songé à féliciter Ménocrite de n'avoir pas été un malhonnête homme.

La véritable interprétation est celle-ci : aux mots « attendu que Ménocrite, au lieu de se faire payer... », il faut ajouter, en sous-entendu, « comme il eût eu le droit de le faire, s'il se fût démis de ses fonctions » (1) ; autrement dit, au lieu de chercher à s'enrichir, comme tant d'autres, en exerçant sa profession pour son propre compte, Ménocrite a préféré « pendant plus de vingt ans », dit l'inscription, remplir les fonctions de médecin public et « vivre dans la pauvreté » : c'est donc que l'emploi en question était pauvrement rétribué, et le décret que nous a conservé l'inscription loue à juste titre Ménocrite de son véritable désintéressement. Mais on n'oubliera pas que si ce traitement était modique, c'est, comme nous l'avons dit, que le médecin ne touchait pas intégralement le montant de l'impôt nommé *iatricon;* cet impôt devant certainement servir aussi à l'entretien de l'iatrium public, l'on comprend aisément combien les frais nécessités par l'entretien d'un pareil établissement devaient amoindrir la somme nette qui revenait au médecin.

Il convient d'ajouter qu'une autre cause pouvait contribuer à diminuer le montant de la somme perçue par le médecin public : c'est que tout fait supposer que les malades absolument nécessiteux, couchés dans l'*iatrium*, devaient, étant sans ressources, être nourris aux frais du médecin : et d'abord, quand nous lisons, dans le livre hippocratique intitulé *Du médecin*, ce passage que nous avons cité déjà : « On fournira (παρέχειν δεῖ) aux personnes traitées (dans l'officine) de l'eau potable et pure, » il est clair que c'est le médecin lui-même, quel qu'il fût, public ou non, qui devait fournir cette boisson ; et si le médecin devait fournir les boissons, il est plus que probable qu'il était tenu également de fournir à ces mêmes personnes les aliments solides, — l'alimentation appropriée, le régime, quelque léger qu'il soit (2), faisant à coup sûr partie des besoins indispensables à tout malade, riche ou pauvre, traité dans l'officine. Or, l'alimentation ne rentrant pas dans la somme des soins « médicaux » dus gratuitement aux citoyens par le médecin public, les

(1) Cette interprétation, que M. Wescher hésite à admettre, est la seule plausible, et nous l'adoptons sans réserves.

(2) *Bienséance*, in Hipp., éd. Littré, t. IX, § 17.

malades aisés traités dans l'*iatrium* public remboursaient sans doute à ce médecin, exactement comme s'il eût été un médecin ordinaire, la valeur de l'alimentation fournie. Mais aux frais de qui les malades pauvres étaient-ils nourris? Nous avions d'abord pensé que la ville encore supportait cette dépense, mais nous avons dû renoncer à cette conjecture par la raison suivante : c'est qu'il paraît certain que les médecins ordinaires, qui traitaient les malades moyennant salaire, recevaient dans leur officine (1), — par charité, — soignaient et nécessairement nourrissaient, de leurs deniers, les malades pauvres, et ce qui le prouve, c'est qu'il arrivait parfois, à cause de l'indigence dans laquelle ces médecins eux-mêmes pouvaient se trouver, que ces malades pauvres, admis dans l'officine, étaient fort mal soit gnés et nourris, comme il arriva à Bion, qui en souffrit cruellement, au rapport de Diogène Laërce (2) : ce qui nous force à conclure que, *a fortiori*, le médecin public, qui devait ses soins gratuits à tous et qui, plus que tout autre médecin, était tenu d'exercer charitablement son art, devait également nourrir de ses deniers les malades nécessiteux admis dans l'officine publique, obligation qui, on le comprend (et bien que le médecin trouvât certainement une compensation à cette dépense en faisant payer assez cher leur nourriture aux malades aisés) pouvait diminuer, dans une certaine mesure, les honoraires qu'il touchait de la cité.

Cette obligation, s'imposant aux médecins publics en raison même des fonctions vraiment humanitaires qu'ils remplissaient, avait le précieux avantage de stimuler en quelque sorte leur zèle et de les obliger, en intéressant quelque peu leur bourse, à faire tout leur possible pour hâter la guérison et par conséquent la sortie définitive des pauvres qu'ils avaient en traitement.

On voit donc, en résumé, que le législateur, en créant les médecins publics, avait eu raison de compter sur leur désintéressement professionnel, puisqu'il faut reconnaître que la somme allouée à titre de traitement par la cité au médecin public était fort modique, et nullement en rapport avec l'importance des services rendus (3) : bien que

(1) Probablement quand l'officine publique était encombrée.

(2) Diog. Laert., lib. IV, 7, *Bion*, p. 107, éd. Didot. : ... ἐμπεσὼν (Βίων) εἰς νόσον ... ἐν Χαλκίδι... ἀπορίᾳ τῶν νοσοκομούντων δεινῶς διετίθετο... L'expression τῶν νοσοκομουντων désigne un médecin *particulier* et ses aides : il ne semble pas qu'il soit question ici du médecin public, et nous le regrettons, car alors nos conjectures seraient pleinement confirmées.

(3) C'est ainsi qu'aujourd'hui encore nos médecins publics, nos médecins des hôpitaux par exemple, touchent des traitements extrêmement modiques.

ce médecin eût l'avantage d'être, comme nous l'avons dit, logé, gratuitement sans aucun doute, dans l'officine publique, nous n'hésitons pas à affirmer que son traitement eût à peine suffi à ses besoins s'il n'avait trouvé, en dehors de ses honoraires, des ressources légitimement acquises, et dont il convient maintenant de rechercher l'intéressante origine.

IV

De tout temps, les médecins grecs ont possédé deux sortes d'aides (ὑπηρέται, en latin *ministri*) (1) : les aides-élèves ou disciples (μαθηταί), appelés encore aides libres (ἐλεύθεροι), et les aides-esclaves (δοῦλοι).

Ces deux sortes d'aides, qu'on appelait aussi « médecins », dit Platon (2), bien qu'ils ne le fussent pas, apprenaient l'art sous la direction du maître (κατ' ἐπίταξιν τῶν δεσποτῶν) ; les premiers, les élèves, par l'étude (θεωρίαν) ; les seconds, les esclaves, par routine (κατ' ἐμπειρίαν).

Examinons d'abord la première classe de ces aides, à savoir les aides, élèves.

L'enseignement médical, en Grèce, a toujours eu le caractère d'un enseignement privé, essentiellement domestique, et, il ne faut pas s'y tromper, dans les écoles médicales de la Grèce, de la Sicile, de la Grande Grèce, à Cos, à Cnide, etc., l'enseignement n'a jamais été autre.

Tout jeune homme, de condition libre, qui se destinait à la profession médicale, choisissait un médecin, contractait un engagement (3) avec lui, s'installait dans son officine, comme nous avons vu Timarque s'installer dans l'officine d'Euthydique, et là, en qualité d'aide-élève, commençait, sous l'œil du maître, son éducation médicale.

Il s'exerçait au maniement des instruments disposés dans l'officine (4) ; il étudiait les maladies qui y étaient soignées (5) et les modes de traitement employés ; il aidait le maître dans les opérations chi-

(1) Hipp., éd. Littré, t. III, p. 276, *De med. off.*
(2) Plat., *De legib.*, lib. IV, § 720.
(3) Συγγράφη, voir le texte du Serment.
(4) Hipp., éd. Littré, t. IX, *Du médecin*, § 9.
(5) Hipp., éd. Littré, t. IX, *Du médecin*, § 2.

rurgicales, et apprenait aussi les manipulations pharmaceutiques. D'un autre côté, il accompagnait le maître dans les visites au dehors (1); il pouvait être, en temps d'épidémie, envoyé, lui et les autres disciples, partout où le maître jugeait leur présence nécessaire (2); quand il avait enfin acquis une certaine expérience de l'art, il était, en cas de nécessité, laissé seul auprès des malades, et jouait le rôle de l'élève de garde actuel, le maître confiant à son initiative le soin « d'ajouter quelque chose au traitement si l'utilité en survenait (3) ». C'est à cette période ultime de son éducation qu'il pouvait être envoyé par le maître, surtout si celui-ci était âgé et possédait une nombreuse clientèle, pour visiter à sa place les malades de condition libre, principalement les malades très éloignés.

Son éducation terminée, il prononçait solennellement la formule du serment, et prenait rang parmi les médecins.

Tel était le mode d'enseignement adopté, et nous trouvons, dans le passage de Xénophon que nous avons cité au sujet des discours de candidature des médecins publics, la confirmation de l'existence de cette méthode d'enseignement médical dans les cités grecques.

D'autre part, il est absolument certain que cet enseignement n'était pas, le plus souvent, gratuit ; et la preuve que le médecin qui enseignait l'art avait généralement grand soin de se faire payer par le disciple se trouve dans deux passages très précis des écrits de Platon, l'un dans le *Ménon* (4), l'autre dans le *Protagoras* (5). Il n'y avait qu'une exception à cette règle, c'est celle qui est mentionnée dans le *Serment*, et agréée par le récipiendaire dans les termes suivants :

« .... Je tiendrai les enfants (de mon maître en médecine) pour des frères, et, s'ils désirent apprendre la médecine, je la leur enseignerai sans salaire ni engagement.... (6). »

Or, on pense bien que dans toute cité grecque le médecin public avait des disciples (7) : ceux-ci en effet devaient rechercher particu-

(1) Cela se faisait encore du temps de Galien : voir *Galen.*, *op. cit.*, *de Præcognitione*, c. I.

(2) Voir le décret récompensant Hippocrate, *in* éd. Littré, t. IX, p. 401, et Pline, *H. N.*, lib. VII, cap. 37.

(3) *Bienséance*, loc. cit., § 17.

(4) Plat., *Meno*, cap. XXVII, C. D.

(5) Id., *Protag.*, cap. III.

(6) Ce mode antique d'enseignement médical domestique se retrouve dans les lois des Wisigoths (*Leg. Wisigoth.*, lib. XI, sect. 7).

(7) D'après M. Dechambre (*Gaz. hebd. méd. chir.*, oct. 1879), qui cite les méde-

lièrement son enseignement, d'abord parce que ce médecin, ayant été choisi par l'assemblée du peuple parmi de nombreux concurrents, devait jouir d'une certaine réputation, ensuite parce que sa très nombreuse clientèle et son officine publique bien garnie donnaient à l'élève toute facilité pour beaucoup voir et beaucoup apprendre. La preuve, d'ailleurs, que le médecin public avait des disciples se trouve dans les *Acharniens* d'Aristophane, au passage que nous avons déjà signalé et dans lequel Dicéopolis répond à Lamachus : « Je ne suis pas médecin public, adresse-toi aux disciples de Pittalus. » On voit donc que Pittalus, qui représente ici le médecin public, avait des disciples ; il est hors de doute que ces disciples lui payaient son enseignement, et nous trouvons là une première source de bénéfices, qui permettait aux médecins publics d'augmenter légitimement le maigre traitement qui leur était dévolu par la cité.

Il en était une deuxième, que nous allons maintenant rechercher, et, à cette fin, il nous faut parler de la seconde classe d'aides possédés par le médecin, à savoir des aides-esclaves.

Les magistrats d'Athènes ayant fait une loi défendant sévèrement aux femmes et aux esclaves d'exercer la médecine (1), ces esclaves n'étaient pas, comme les disciples, destinés à devenir médecins ; toutefois, comme ils aidaient constamment le médecin dans tout ce qui se pratiquait dans l'intérieur de l'officine, dans les opérations chirurgicales, dans les préparations pharmaceutiques, etc., ils acquéraient à la longue, dit Platon, « par une expérience routinière qui équivalait à la science acquise par l'étude », une certaine habitude de traiter les malades : c'est par ces considérations qu'on s'explique pourquoi, dans le récit d'Hérodote, Démocède de Crotone, réduit en servitude, cachait sa profession de médecin qu'il n'avait plus, étant devenu esclave, le droit d'exercer ouvertement, et répondait à Darius, après maintes hésitations, « qu'il avait pris simplement une légère teinture de l'art en fréquentant les médecins ».

Une des inscriptions d'affranchissement (2) trouvées à Delphes par M. Foucart nous montre un certain Denis, médecin, qui vend au dieu (Apollon) son esclave Damon, mais en stipulant que pendant cinq ans encore cet esclave l'aidera « à exercer la médecine » (συνιατρευέτω μετ' αὐτοῦ), moyennant la nourriture et l'habille-

cins de Marseille dont parle Strabon, le médecin public ne tarda guère à être *obligé* d'enseigner l'art.

(1) Hygin, *Fabul.*, cap. CCLXXIV.

(2) *Inscr. Delph.*, n° 234, *op. cit.* — Ce Denis n'est nullement un médecin public comme l'admet M. Foucart.

ment. Cette inscription nous intéresse à un double titre : d'abord, elle nous confirme dans l'opinion que tout médecin en Grèce possédait et entretenait des aides-esclaves ; conséquemment le médecin public, qui plus que tout autre médecin était chargé de travail, en possédait également; mais, comme ce personnel domestique devait être nombreux pour les besoins du vaste *iatrium* de la ville, nous avons dit et l'on peut raisonnablement admettre que les aides-esclaves du médecin public n'étaient autres que des esclaves publics entretenus par la cité et mis par elle à la disposition du médecin. Cette inscription nous montre ensuite que ces esclaves aidaient réellement le médecin « à exercer la médecine », mais dans des conditions toutes spéciales que Platon, dans ses *Lois*, nous a, comme nous l'avons vu déjà, nettement définies en ces termes : « Généralement les aides-esclaves soignent les esclaves, soit dans les visites en ville, soit dans l'iatrium », et il est si vrai que leur tâche vraiment médicale se bornait à soigner les esclaves, que Platon ajoute :

« C'est par là qu'ils rendent plus facile à leur maître la tâche de soigner les malades. »

..... καὶ ῥαστώνην οὕτω τῷ δεσπότῃ παρασκευάζει τῶν καμνόντων τῆς ἐπιμελείας.

Il est très vrai cependant que, lorsque ces aides-esclaves changeaient de maître, c'est-à-dire quittaient le médecin pour être vendus à un simple particulier, celui-ci pouvait, par avarice, se servir à son profit de leurs connaissances médicales; nous en trouvons la preuve dans le propos tenu par Diogène, esclave, à Xéniades qui vient de l'acheter : « Si j'étais médecin-esclave, tu serais, quoique tu sois mon maître, bien obligé de m'obéir (1). » Mais la médecine exercée par ces esclaves, dans ces conditions, était, on le voit, toute domestique, et, en Grèce du moins, cette pratique ne leur conférait aucunement et ne leur a jamais conféré, comme on le croit à tort, le droit d'exercer ouvertement et publiquement cette profession (2).

Il faut donc reconnaître que c'était une coutume en Grèce pour tous les médecins de posséder des aides-esclaves qui avaient, entre

(1) Diog. Laërt., lib. VI, 2, 4 (30), *Diogen.* — Diogène veut dire à Xéniades : « Si j'avais appris chez mon ancien maître la médecine en qualité d'aide-esclave, tu serais, toi, mon nouveau maître, si tu tombais malade et que tu voulusses me consulter, bien obligé, quoique mon maître, d'obéir à mes prescriptions. »

(2) Ces aides-esclaves ou médecins-esclaves sont absolument comparables aux « medici domestici » des familles d'esclaves chez les Romains.

autres fonctions, celle de soigner les esclaves malades, et il faut bien se garder de voir dans cette coutume, comme le pense à tort M. Foucart dans son commentaire sur cette inscription, un moyen déloyal employé par certains médecins pour diminuer leurs travaux en envoyant ces aides-esclaves faire des visites à leur place.

Deux raisons d'ailleurs peuvent être invoquées, qui expliquent cette coutume :

La première, applicable à tous les médecins, c'est que ceux-ci, en Grèce, étant toujours de condition libre, ne voulaient pas, — obéissant en cela au préjugé qui a régné dans toute l'antiquité, — s'abaisser jusqu'à soigner *eux-mêmes* des malades de condition servile. La deuxième, applicable spécialement au médecin public, c'est qu'en réalité celui-ci ne devait *personnellement* aucun soin aux esclaves malades : ceux-ci en effet, ne comptant pas dans les cités au nombre des citoyens (et conséquemment aucun d'eux ne payant la contribution nommée *iatricon*), n'avaient aucun droit aux secours du médecin public, et si celui-ci consentait, comme les médecins ordinaires, à les faire soigner par ses aides-esclaves, soit en ville, soit dans l'*iatrium*, c'est certainement qu'il avait été requis de le faire par le maître de l'esclave et moyennant un salaire convenu.

Nous trouvons donc là une deuxième source de bénéfices légitimes, qui permettait au médecin public d'augmenter le modique traitement qui lui était alloué par la cité.

Si l'on ajoute à ces ressources les dons, soit en nature, soit pécuniaires, que le médecin public ne pouvait manquer parfois de recevoir et pouvait légitimement accepter soit de riches étrangers guéris par ses soins d'une affection grave, soit de citoyens auxquels il avait su conserver quelque esclave de prix, on comprendra que ce médecin se trouvait en définitive dans une situation qu'on pourrait définir : « une modeste aisance », presque « une honorable pauvreté ».

Maintenant, on peut se demander comment il se pouvait faire qu'un emploi aussi peu rétribué fût recherché, comme nous l'avons dit, avec tant d'empressement. Sans doute, il serait injuste de méconnaître l'influence de ces sentiments de charité si naturels à l'homme et qui devaient pousser les médecins grecs à profiter d'une occasion si favorable de mettre en pratique les nobles préceptes de désintéressement imposés par le Père de la médecine ; mais il y a un motif plus réel, nous dirions volontiers « plus humain », qui déterminait les candidats : c'est que l'emploi de médecin public, indépendamment des immunités qu'il conférait, était revêtu d'un caractère essentiellement honorifique, comme constituant une branche importante des services publics; c'est, autrement dit, que le médecin public prenait rang parmi ceux qui, selon l'expression de Xénophon, « ad tabernaculum publicum pertinent » (οἱ περὶ δαμοσίαν).

Toutes les cités en Grèce paraissent avoir eu des médecins publics; ainsi nous en avons trouvé à Athènes (1); les villes moins importantes, comme Delphes, Egine, en possédaient également; Bryconte, qui n'était qu'un simple « dème » de l'île de Carpathos, possédait un médecin public. Mais, quelle que fût l'importance de la cité, il paraît certain que celle-ci n'en a jamais possédé qu'un à la fois, et c'est ce qu'il est aisé d'établir.

En effet, et tout d'abord, il est peu admissible que les cités fussent en état de mettre plusieurs officines publiques à la disposition de plusieurs médecins, et moins admissible encore que plusieurs médecins fussent disposés à se partager le modique traitement alloué, déjà insuffisant pour un seul médecin.

D'un autre côté, dans le passage du *Gorgias* que nous avons cité au sujet de l'élection des médecins publics à Athènes, Platon dit expressément qu'on doit élire « le plus habile » (τεχνικώτατον); Platon ne dit pas « les plus habiles ».

D'autre part, dans une inscription que nous rapporterons plus loin nous voyons le médecin public Ménocrite loué pour son empressement à soigner non seulement les citoyens habitant dans l'enceinte même de la cité, mais encore les malades des faubourgs et même les étrangers (ce qui permet de conclure qu'il n'y avait pour la cité entière qu'un seul et unique médecin public). Une autre inscription loue l'Argien Evenor pour avoir soigné un grand nombre de citoyens et même d'étrangers habitant Athènes. Or, en récompensant ces médecins dévoués, les décrets que ces inscriptions nous ont conservés indiquent implicitement que leur tâche était lourde, et si elle était lourde, c'est à coup sûr qu'ils l'ont accomplie seuls, sans partager le fardeau avec un autre confrère public.

D'ailleurs, la restitution et l'interprétation que nous proposons plus loin pour la lacune de la ligne 17 de l'inscription de Carpathos viennent, étant justifiées de tout point, à l'appui de ce que nous avançons.

(1) Il est fort possible que le médecin syracusain qui, à Mégare, au rapport de Xénophon (*Hist. græc.*, V, 4, 58), pratiqua sur Agésilas la saignée du pied fût un médecin public.

V

Nous venons de montrer que la tâche des médecins publics, tâche pénible et mal rétribuée, constituait une mission presque tout entière de dévouement et de désintéressement ; c'est dire que la considération et la reconnaissance des citoyens étaient acquises à tous ces médecins. Quelques médecins publics, cependant, poussant le zèle aux plus extrêmes limites que puisse atteindre un cœur plein d'humanité, ont mérité des récompenses exceptionnelles, dont les marbres nous ont conservé la mention.

Il est remarquable que, aussi loin que remontent dans l'histoire les documents concernant le peuple grec, on trouve la profession médicale toujours honorée et souvent récompensée.

Ouvrons l'*Iliade* : est-ce que, dans cette magnifique épopée, chaque page qui fait mention des chirurgiens n'est pas une page qui célèbre le savoir et l'habileté des vaillants fils d'Esculape? et quel éloge pour leur dévouement, quelle récompense pour leur zèle, que cet effroi qui saisit l'armée des Grecs à la seule pensée que Machaon a pu être tué (1)!

Examinons les documents épigraphiques. Que dit l'inscription bilingue de la fameuse table de bronze d'Idalion (2) gravée au ve siècle avant notre ère ? Elle mentionne les récompenses publiques (sommes d'argent ou terres exemptes d'impôt) accordées au médecin Onasilos et à ses aides pour avoir, dans les combats, soigné gratuitement les blessés. Que dit encore cette très curieuse inscription trouvée à Rhodiapolis de Lycie (3) ? Elle loue le médecin Héraclite, qui a donné à ses malades des soins absolument gratuits (ἰατρεύσαντα προῖκα). Parcourons les livres hippocratiques : nous y trouvons le célèbre décret athénien qui, pour récompenser le dévouement et le désintéressement d'Hippocrate de Cos, le Père de la médecine, ordonne

1° Qu'il sera initié aux grands mystères, aux frais de l'État ;

(1) *Iliade*, v. 506 et suiv. du liv. XI, que nous considérons comme authentique.

(2) Voir Moriz Schmidt, *Die Inschrift von Idalion*, Iéna, 1875 ; et Deecke et Siegismund, *Die wichtigsten kyprischen Inschriften*, dans le Recueil de Curtius, vol. XII, p. 217-264, Leipzig, 1875. Ce précieux document semble (comme bien d'autres, comme les papyrus médicaux égyptiens, etc.) être passé à peu près inaperçu dans le monde médical.

(3) Le Bas, *Voy. archéol.*, part. V, *Asie Mineure*, inscr. 1336, et *Corp. Inscr. Græc.*, 4315 *n.*, p. 1148.

2° Qu'il sera couronné d'une couronne d'or de la valeur de mille pièces d'or;

3° Que le couronnement sera proclamé, lors des Grandes Panathénées, dans le combat gymnique;

4° Que les enfants de Cos seront admis au gymnase d'Athènes;

5° Qu'Hippocrate enfin, aussi longtemps qu'il vivra, aura le droit de cité et la nourriture dans le Prytanée (1).

Recherchons enfin les documents qui concernent spécialement les médecins publics: ici encore nous allons voir par quelles récompenses éclatantes le peuple grec savait reconnaître un dévouement exceptionnel.

On trouve, au n° 378 des *Antiquités helléniques* de Rhangabé, la copie d'une inscription (décret athénien) mentionnant les récompenses accordées au médecin Evenor, fils d'Evépias, Argien, « pour avoir guéri un grand nombre de citoyens et d'étrangers habitant la cité, et parce que, préposé par le peuple pour la préparation des médicaments, il a dépensé un talent à ce service. »

χρήσιμον ἑαυτὸν παρέσχηκεν κατὰ τὴν τέχνην, πολλοὺς δὲ ἰᾶτο τῶμ πολιτῶν καὶ τῶν ἄλλων τῶν ἐνοικούντων τῇ πόλει, καὶ νῦν ἐπὶ τῶν φαρμάκων αἱρεθεὶς τὴν παρασκευὴν, τάλαντον ἀνήλωσεν.

Or, pour récompenser ce zèle et ce désintéressement, les honneurs suivants sont décernés à Evenor:

1° L'éloge public;

2° La couronne de feuillage (θαλλοῦ στέφανος);

3° Le droit de cité pour lui et pour ses descendants, avec la permission de s'inscrire dans telle tribu, tel dème ou telle phratrie qu'il voudra;

4° L'inscription du décret sur une stèle de marbre qui sera érigée dans l'enceinte de l'Acropole.

Le peuple d'Athènes, on le voit, savait récompenser dignement le médecin public qui avait bien mérité des citoyens.

Des récompenses plus hautes cependant pouvaient être décernées, comme il appert de l'inscription de Carpathos, si savamment interprétée par M. Carle Wescher (2), et dont voici, à cause de son importance exceptionnelle et d'après cet épigraphiste consommé, le texte

(1) Hipp., éd. Littré, t. IX, p. 401. — Le décret commence par la formule ordinaire : Ἔδοξε τῇ βουλῇ καὶ τῷ δήμῳ τῶν Ἀθηναίων, etc.

(2) *Revue archéologique*, 1863, p. 469. La ville de Bryconte (Βρυκοῦς ?) est représentée actuellement par les ruines de Βουργοῦντα. (W.)

complet et la traduction. Nous ferons suivre ce document de quelques commentaires nécessaires :

....ου Βρυκούντιος εἶπε · Ἐπειδὴ Μην[όκρι]τος Μητροδώρου Σάμιος δεδαμοσιευκὼ]ς ἔτη ὑπὲρ τὰ εἴκοσι ἐκτενῶς τε καὶ φιλοτί]μως θεραπεύων διατετελέκει πάντας, κ]ατά τε τὰν ἐμπειρίαν καὶ τὰν ἄλλαν ἀνασ]τροφὰν ἀνέγκλητον αὑτὸν παρέσχηται, λ]οιμικᾶς τε διαθέσιος γενομένας καὶ πολλῶν εἰς τοὺς ἐσχ[ά]του[ς] κινδύνους ἐμπεσόντων οὐ μόνον τῶν δαμετᾶν ἀλλὰ καὶ τῶν παροικεύντων τὰν πᾶσαν ἐκτένειαν καὶ κακοπαθίαν παρεχόμενος παραίτιος γεγόνει τας σωτηρ[ίας, πρὸ τοῦ τε μισθοθήμειν διατρίβων ἐν... πολλοὺς τῶν δαμητᾶν ἐν ἐπικινδύν[οις διαθέσεσι γενομένους ἔσωσε μ[ι]σθὸν ο[ὐ δεξάμε]νος εὐ[νόμως τε καὶ δικ]αίως ?. ....ον τῶν κατοικεύ[ν]των ἐν τῷ περιπολ[ίῳ ....ς πορευόμενος διατετελέκει · ὅπως οὖν κ]αὶ ὁ δᾶμος ὁ Βρυκουντίων φαίνηται εὐχάριστ]ος καὶ τοὺς ἀγαθοὺς τῶν ἰατρῶν τιμῶν, κυ]ρωθέντος τοῦδε τοῦ ψαφίσματος · Δέδοχθαι τῷ] δάμῳ ἐπαινέσαι Μηνόκριτον Μητροδώρο[υ Σ]άμιον καὶ στεφανῶσαι χρυσέῳ στεφάνῳ κα]ὶ ἀναγορεῦσαι ἐν τῷ ἀγῶνι, τῶν Ἀσκλαπιείω]ν ὅτι ὁ δᾶμος ὁ Βρυκουντίων ἐπαινεῖ καὶ στεφανοῖ χρυσέῳ στεφάνῳ Μηνόκριτον Μητροδώρου Σάμιον ἐμπειρίας ἕνεκα καὶ καλο[καγαθίας · ἐξέστω δὲ Μηνοκρίτῳ καὶ εἰς τὰς παναγ]ύρεις παραγίνεσθαι ἃς συντελοῦντι Βρυκούντιοι · τὸ δὲ γενόμενον τέλεσμα εἰς τὸν στέφανον τελεσάτω ὁ ταμίας · μετὰ δὲ τὰν κύρωσιν τοῦδ[ε τ]οῦ ψαφίσματος ἑλέσθω ὁ δᾶμος παραχρ[ῆμα ἕνα ἄνδρα · ὁ δὲ αἱρεθεὶς ἀ[γγειλά]σθω ἐντ[ῷ]σ[υν]α[κτῷ ? δ]άμῳ τὰν δόσιν τοῦ στεφάνου καὶ ὥστε ἀναθέμειν εἰς τὸ ἱερὸν τοῦ Ποτειδᾶνος τοῦ Πορθμίου στάλαν λιθίναν καὶ ἀναγράψαι εἰς αὐτὰν τὸ ψάφισμα καθότε τιμαηει ὁ δᾶμος ὁ Βρυκουντίων Μ]ηνόκριτον Μητροδώρου Σάμιον [ἐμπειρία]ς ἕνεκε]ν ? . . . .

« ...... (Un tel), citoyen de Bryconte, a dit :

« *Attendu* que Ménocrite, fils de Métrodore, de Samos, ayant été médecin public (δεδαμοσιευκώς) pendant plus de vingt ans, n'a cessé de soigner tout le monde avec zèle et empressement; que dans la pratique de son art (ἐμπειρία) et dans le reste de sa conduite il s'est montré irréprochable;

« [*Attendu*] qu'une peste s'étant déclarée et ayant mis en danger la vie d'un grand nombre non seulement de citoyens, mais encore d'étrangers domiciliés dans la cité, Ménocrite, à force de soins et de patience, a eu la plus grande part au rétablissement de la santé publique;

« [*Attendu*] qu'au lieu de se faire payer il vit dans (la pauvreté), et qu'il a sauvé beaucoup de citoyens atteints de dangereuses maladies, sans accepter de salaire, conformément aux lois et à la justice ; qu'il n'a jamais hésité à faire route (pour visiter ceux) des citoyens qui habitent les environs de la ville ;

« Pour que le peuple de Bryconte fasse preuve, lui aussi, de reconnaissance en rémunérant par des honneurs les médecins dignes d'éloges,

« Le décret ayant été ratifié,

« Il a plu au peuple de Bryconte de louer Ménocrite, fils de Métrodore, de Samos ; de le couronner d'une couronne d'or et de proclamer aux jeux Esculapiens que le peuple de Bryconte loue et couronne d'une couronne d'or Ménocrite, fils de Métrodore, de Samos, à cause de son savoir et de sa vertu ; qu'il soit permis à Ménocrite d'assister aux fêtes que célèbrent les Brycontiens ; que le trésorier public (ὁ ταμίας) acquitte la dépense faite pour la couronne ; qu'après la ratification du présent décret le peuple désigne sur-le-champ un citoyen ; que le citoyen désigné annonce au peuple assemblé la remise de la couronne ; qu'il fasse consacrer et ériger dans le temple de Neptune Porthmios une stèle de marbre sur laquelle on inscrira le décret par lequel le peuple de Bryconte honore Ménocrite, fils de Métrodore, de Samos, à cause de son savoir (et de sa vertu)...... »

[Quelques mots manquent à la fin ; le préambule de l'acte manque également, le marbre ayant été brisé.]

Voici maintenant quelques observations personnelles au sujet de ce document :

On voit d'abord que le médecin public devait ses soins gratuits à tous (πάντας);

Ensuite, que la place du médecin public était bien au milieu des épidémies qui pouvaient désoler la cité, et l'on voit que Ménocrite n'a pas déserté ce poste périlleux ;

En troisième lieu, que Ménocrite, au lieu d'envoyer (comme il était en droit de le faire) ses aides-élèves, ses disciples, visiter les malades des faubourgs, malades de condition libre mais nombreux et éloignés, ou encore au lieu de réclamer pour cette tâche l'assistance d'un autre confrère public, Ménocrite les allait visiter « lui-même et lui seul » ; il y a, par suite de la cassure du marbre, une lacune terminée par un *sigma* au commencement de la ligne 17 de l'inscription: cette lacune doit être, selon nous, comblée par le mot αὐτὸς, auquel il faut attribuer ici la signification particulière, mentionnée dans tous les lexiques, de « seul, n'étant que lui seul ».

On voit enfin que Ménocrite donnait ses soins aux étrangers, se conformant en cela au rigoureux précepte hippocratique que nous avons cité au commencement de ce mémoire.

Pour revenir à l'inscription elle-même, on trouve que les honneurs accordés à Ménocrite, honneurs que l'on pourra comparer aux récompenses décernées à Evenor et à Hippocrate, sont :

1° L'éloge public ;

2° La couronne d'or ;

3° La proclamation du décret aux jeux Esculapiens;

4° La permission accordée à Ménocrite d'assister aux fêtes que célèbrent les Brycontiens ;

5° L'inscription du décret sur une stèle de marbre qui sera érigée dans le temple de Neptune Porthmios.

La date de cette précieuse inscription a été très savamment déterminée par M. Wescher par les éléments suivants:

1° Par le style du monument et la forme des caractères;

2° Par certains détails du style, tels que l'abondance des formes appartenant au dialecte dorien, et certaines expressions comme λοιμικὰ διάθεσις, disposition pestilentielle, peste (1), expression appartenant au commencement de la décadence littéraire, à l'époque où les termes abstraits envahissaient le style des prosateurs;

(1) Hippocrate (*Epist.*, p. 1271) dit : νοῦσος ἡ καλεομένη λοιμική; Thucydide (*Hist.*, lib. II, § 47) dit simplement λοιμός. Mais Polybe (*Hist.*, lib. II, cap. XXXI) dit, comme l'inscription, λοιμικὴ διάθεσις ; d'ailleurs Polybe n'écrivait pas bien longtemps après l'époque à laquelle a été rédigé le texte de l'inscription.

3° Par la généalogie même de notre Ménocrite et ceci est tout particulièrement intéressant : M. Wescher pense que le père de Ménocrite, Métrodore, est le même Métrodore dont parle Jamblique (1) en ces termes :

Μητρόδωρός ὁ Θύρσου τοῦ πατρὸς Ἐπιχάρμου.
« Metrodorus, Thyrsi filius, Epicharmi nepos. »

La filiation serait donc celle-ci :

Epicharme,
Thyrsos,
Métrodore,
Ménocrite.

« Comme Epicharme, dit M. Wescher, philosophe pythagoricien natif de Cos, fils d'un médecin, médecin lui-même (2) et affilié aux Asclépiades, disciple de Pythagore auquel il survécut, mourut à quatre-vingt-dix ans vers la fin du ve siècle avant notre ère (c'est-à-dire en 409 ou 410 av. J.-C.), si on ajoute à cette date la valeur de trois générations, c'est-à-dire environ un siècle, on arrive pour notre inscription à la fin du ive siècle ou au commencement du iiie, vers l'an 300 ou 290 av. J.-C., époque assez voisine de celle que semblent indiquer le style du monument et la forme des caractères. Les détails du style plaçaient d'ailleurs la date de ce document précisément entre l'époque macédonienne et l'époque romaine, plus près cependant de la première que de la seconde, à cause de l'abondance des formes doriennes. »

Nous ajouterons qu'il est extrêmement probable que ces médecins, Ménocrite, Métrodore, etc., étaient *publics* « de père en fils » : cette conjecture n'a rien de hasardé ; il est certain qu'à une époque postérieure, sous Auguste ou même encore sous les Antonins, certains médecins « archiâtres », qui plus tard, comme nous le verrons, devinrent « médecins de cités », tenaient leur emploi de leur père, par héritage, et nous en trouvons la preuve dans une inscription d'Ephèse (3), inscription qui désigne un certain Attale comme αρχίατρος διὰ γένους. La profession médicale étant d'ailleurs héréditaire dans certaines familles, on ne voit pas bien pourquoi, au moins dans quelques cités, l'emploi de médecin public ne l'aurait pas été également.

(1) Jambl., *in Pythag.*, XXXIV (241).
(2) Auteur de mémoires scientif. et méd., cités par Diogène Laërce (VIII, p. 78). W.
(3) Le Bas, *op. cit.*, pars V, *Asie Mineure*, sect. I, Ionie, VIII, Éphèse, inscr. 161, et *Corp. Inscr. Græc.*, 2987.

VI

Tels sont les précieux documents qui font connaître de la façon la plus claire l'organisation de l'assistance médicale dans les cités grecques.

Certainement nous ne savons pas tout, et peut-être cette assistance était-elle plus complètement organisée encore. Qu'était, par exemple, ce παιώνιον, situé près de la mer, et dont nous parle le poète Cratès (1), sinon une sorte de maison de santé, placée sous l'invocation de Pæon, le médecin des dieux ? Nous considérons, avec M. Daremberg, comme infiniment probable qu'elle était dirigée par des laïques, et n'avait absolument rien de commun avec les temples d'Esculape.

Quoi qu'il en soit, d'après tout ce que nous venons d'exposer, nous avouons avec sincérité que nous ne voyons aucune différence notable entre cette organisation, telle que l'avait conçue le génie hellénique, et notre organisation actuelle : qu'est-ce, en définitive, que ce médecin, payé par la ville pour soigner gratuitement tous les malades, même les pauvres, de la cité, sinon l'ancêtre très reconnaissable, le représentant à peine modifié de notre médecin actuel de l'Assistance publique ?

Qu'est-ce encore que ce vaste *iatrium* que la ville met à la disposition de son médecin, et dans lequel ce dernier est tenu de recevoir des malades, qu'il soigne, gratuitement encore, et de concert avec ses disciples et ses aides-esclaves, sinon un véritable petit hôpital, une ambulance si l'on veut, — le nom n'y fait rien —, et comment est-il possible de prétendre avec M. Briau (qui d'ailleurs ne fait que reproduire une erreur trop répandue) que, seul, le christianisme triomphant a su, faisant preuve d'une charité prétendue inconnue des païens, fonder des refuges pour les malades et instituer l'assistance médicale gratuite ?

Assurément, dans les époques de grandes calamités, cette assistance, organisée comme nous venons de le voir dans les cités grecques, devait être insuffisante.

Ainsi, quand une peste survenait, le médecin public, dont nous savons maintenant que la place était au milieu des épidémies, se multipliait en vain ; il devait être le plus souvent forcé d'avoir recours

(1) 449-424 environ av. J.-C.

au zèle de ses élèves pour le seconder, exactement comme nous voyons Hippocrate, dans une circonstance semblable, obligé d'envoyer ses disciples au secours des innombrables malades.

Ainsi encore, quand des guerres surviennent, on voit les blessés transportés dans les villes où on leur donne des soins dans les maisons des particuliers (1) : c'est que dans ces circonstances l'iatrium public devenait totalement insuffisant, et l'on était dans la nécessité, — alors comme aujourd'hui, — de faire appel à la charité hospitalière des citoyens, qui n'hésitaient pas à transformer leurs demeures en ambulances.

Mais ce qu'il faut bien savoir, c'est qu'en temps ordinaire cette organisation de la médecine publique était jugée très suffisante, et elle l'était si bien qu'elle a traversé une longue suite de siècles sans qu'aucun de ses caractères se soit notablement altéré. C'est le propre des organisations supérieures, qui répondent efficacement à un besoin social, de dominer les événements, et de rester éternellement debout au milieu des débris des autres institutions qui s'écroulent.

Nous allons en donner la preuve :

Quand Rome, abattant son bras puissant sur le monde entier, commença l'asservissement de la Grèce et jeta un regard curieux sur les coutumes de ce monde nouveau, non seulement elle n'osa pas toucher à l'institution des médecins publics dans les cités grecques, — comme le prouve la date de l'inscription de Delphes que nous avons rapportée plus haut à propos de l'impôt dit *iatricon*, — mais encore, séduite un instant par la beauté de cette institution, elle tenta de l'adopter.

Pline (2) nous donne un renseignement précieux qui fixe l'époque de cette tentative. Voici le texte de Pline, texte dont l'importance pour le sujet qui nous occupe a jusqu'ici échappé à tous les commentateurs :

« Cassius Hemina ex antiquissimis auctor est, primum e medicis venisse Romam Peloponneso Archagathum Lysianiæ filium, L. Æmilio, L. Julio coss., anno Urbis DXXXV, eique jus quiritium datum et tabernam in compito Acilio emptam ob id publice : vulnerarium eum fuisse e re dictum ; mireque gratum adventum ejus initio. »

(1) Voir, par exemple, Justin, *Histor.*, lib. XXVIII, § 4. Ces ambulances privées recevaient même des blessés ennemis, comme on en trouve la preuve dans Xénophon (*Anab.*, lib. VII, cap. II, § 6) ; c'est un nouvel et bel exemple de la sollicitude des Grecs pour les malades, quels qu'ils fussent, riches ou pauvres, amis ou ennemis.

(2) Plin., *H. N.*, lib. XXIX, cap. VI.

Ainsi donc, on voit, en 220 av. J.-C., Archagathe venir du Péloponèse à Rome (1), et Rome l'instituer son médecin public, puisqu'elle lui fournit gratuitement («publice», *idest* «publico sumptu»), dans le carrefour Acilius, une officine (*tabernam*) pour y soigner les malades, exactement comme nous avons vu les cités grecques fournir gratuitement à leur médecin public un local semblable, un iatrium.

Cette tentative ne réussit pas et Pline nous donne d'assez mauvaises raisons de cet insuccès.

Voici comment il l'explique :

« Mox a sævitia secandi urendique transisse nomen (vulnerarium) in carnificem, et in tædium artem *omnesque medicos* ..... »

Pour nous, une raison plus plausible de cet insuccès doit être cherchée dans l'opposition jalouse que firent à cette innovation *tous les autres médecins*, qui ne purent voir, sans en être mortifiés, un médecin étranger (2) devenir, en acquérant le droit de cité et le privilège inouï de la gratuité de l'officine, le médecin public de Rome.

Mais, si cette tentative ne réussit pas à Rome, il est absolument positif que, dans d'autres cités romaines, l'institution grecque parvint à s'établir ; et elle s'y établit en effet si bien que nous possédons une inscription funéraire, du règne de Trajan, qui mentionne expressément un médecin comme « salarié » de Ferentinum, ville située en plein Latium, à quelques lieues de Rome seulement.

Voici ce précieux document :

D M
M · VLPIO · C · FIL ·
SPORO MEDICO ALAR
INDIANAE THERIAE
ASTORVM ET SALARARIO
CIVITATIS SPLENDIDISSIMAE
FERENTINENSIVM
VLPIVS PROTOGENES
LIB · PAT · B · M · F ·

(1) Pline veut évidemment dire qu'Archagathe fut le premier médecin *grec* qui vint à Rome : la preuve qu'il y avait des médecins à Rome avant Archagathe, c'est que, quelques lignes plus loin, Pline dit « omnes medicos ». — Remarquez l'expression « publice » : c'est le δημοσίῳ μισθῷ grec.

(2) Les médecins grecs ont d'ailleurs toujours été détestés à Rome ; voy. Pline, *H. N.*, lib. XXII, cap. XXIV, et encore lib. XXIV, cap. I.

« Diis Manibus. Marco Ulpio, Caii filio, Sporo, medico alarum Indianæ et tertiæ Asturum, et salariario civitatis splendidissimæ Ferentinensium. Ulpius Protogenes, libertus, patrono bene merenti, fecit. »

[Viterbe; Orelli, *Inscr. lat.*, n° 3507, d'après Muratori, 1046, 5. Orelli range l'office du « médecin salarié » dans les « officia municipalia minora ».]

Ainsi donc, cet Ulpius Sporus, après avoir été médecin militaire, chargé du service médical des ailes d'auxiliaires designées sous les noms de Indiana et des Astures, était devenu le médecin public, le médecin « salarié » (1) de la ville de Ferentinum (2).

Or d'autres villes romaines avaient également leur médecin salarié, auquel elles fournissaient une officine, comme on peut l'inférer du texte de Galien que nous avons cité plus haut ; c'est donc que l'institution, tout hellénique, des médecins publics, faisait définitivement partie des institutions adoptées sinon dans tout l'empire romain, du moins par quelques cités italiennes. La lettre (statut) bien connue d'Antonin le Pieux (*Dig.*, lib. XXVII, tit. 1) vint d'ailleurs *autoriser* les villes à entretenir un nombre limité de ces médecins (« civitates *possunt*... medicos immunes habere »), mais malheureusement ne les y *contraignit* pas : faute grave qui ne devait être réparée que bien plus tard, par l'édit de 368.

(1) Lucius Titus (voir son testament *in Scævola*, lèg. 41, § 6) emploie le mot « salarium » (qui indique des gages en argent) pour exprimer le salaire du médecin. — Ælius Lampridius (*de Alex. Sev.*) emploie le même mot pour désigner le traitement alloué au premier médecin d'Alex. Sévère. — Le même terme est encore employé, beaucoup plus tard, dans le même sens, in *Codic. Justin.*, lib. X, tit. LII, *de medicis*.

(2) Cette inscription est encore précieuse à un autre titre : elle nous fournit un chapitre nouveau à l'histoire, si incomplètement faite jusqu'ici, des médecins militaires romains. Elle nous montre en effet que, après un certain laps de temps passé dans les armées comme fonctionnaire militaire, le médecin romain pouvait devenir fonctionnaire dans l'ordre civil.

Il pouvait également rentrer complètement dans la vie privée : une inscription funéraire, recueillie par M. G. Boissière, à Trœsmis, dans la Mœsie inférieure (sur les bords du Danube, au pied des derniers contreforts des Balkans), mentionne un certain Titus Rascanius, médecin, inscrit dans la tribu Pollia et né à Faventia (aujourd'hui Faenza). Certainement ce médecin, citoyen romain, n'était pas, au moment de sa mort, un médecin légionnaire, car il porterait ce titre; comment se fait-il qu'on le rencontre à cette époque si loin de sa patrie? Tout s'explique si l'on admet que Rascanius était un médecin légionnaire rentré dans la vie privée. — Une autre inscription, recueillie aussi à Trœsmis, signale un certain Valerius Thiumpus « qui militavit in legione undecima Claudia ». Notre médecin Rascanius pouvait fort bien, comme ce Thiumpus, s'être reposé à Trœsmis des fatigues de la guerre.

Ici se présente une intéressante question :

Pourquoi le peuple romain, pendant la durée presque entière de la domination impériale, n'a-t-il jamais complètement adopté cette institution des médecins publics ?

La réponse est aisée :

C'est d'abord que les Romains, dont la principale occupation était de faire la guerre ou d'assister aux jeux sanglants du cirque, et dont le régime politique n'avait aucun rapport avec la constitution populaire de la Grèce, restaient indifférents à tout principe d'humanité ; c'est qu'ensuite la médecine, presque toujours exercée à Rome par des esclaves, des affranchis ou des étrangers, était souverainement dédaignée; en troisième lieu, c'est que l'indigence, — énormément accrue d'abord par suite de l'abondance de l'or qui faisait négliger le labeur, puis à cause du peu de considération qui s'attachait au travail manuel, — l'indigence, disons-nous, était non pas abhorrée comme chez les Grecs, mais absolument méprisée.

Donc, indifférence aux sentiments d'humanité, dédain pour la médecine, mépris de la pauvreté, voilà trois raisons qui expliquent clairement pourquoi l'institution de la médecine publique ne fut guère appréciée et ne pouvait être sérieusement adoptée par la Rome des Césars.

Aussi, qu'arriva-t-il ? Chacun le pressent, et personne encore ne l'a dit : il arriva que, pour satisfaire à l'impérieux besoin des secours de la médecine, l'initiative des particuliers dut, à Rome, se substituer à l'action publique toute-puissante en Grèce. Il arriva que, le médecin public chargé de soigner gratuitement tous les citoyens n'existant pas dans la plupart des cités romaines, l'on vit, dans ces cités, tous les gens de condition libre, mais peu fortunés, les ouvriers, les artisans libres et leur famille, les prolétaires, tous les citoyens pauvres en un mot, obligés, pour s'assurer, entre autres bienfaits, des secours médicaux, de s'associer et de former des groupes possédant chacun leurs médecins particuliers (1), médecins de corporations dont on ne trouve aucune trace en Grèce, chaque cité grecque ayant son médecin public.

Il arriva encore que, la plupart des cités romaines ne possédant aucune officine où les riches pussent envoyer leurs esclaves malades, ces riches se trouvèrent obligés d'avoir, dans leur propre demeure, pour ces esclaves (qui possédaient d'ailleurs, comme en Grèce, leurs *medici domestici* ou médecins-esclaves) un local particulier, le *vale-*

(1) Voir Briau, *l'Assistance médicale chez les Romains.*

tudinarium, dont nous parlent plusieurs auteurs latins (1), mais que les citoyens grecs, qui pouvaient envoyer leurs esclaves malades dans l'*iatrium* public, n'ont certainement jamais connu. Il est superflu d'ajouter que, puisque l'assistance médicale publique faisait presque totalement défaut, on était constamment obligé, quand survenaient des guerres ou d'autres calamités, de s'adresser à la charité publique et d'inviter les *particuliers* à ouvrir leurs demeures aux malades (2).

Ainsi donc, quelques cités romaines seulement adoptèrent l'institution tout hellénique des médecins publics, cette institution restant, en Grèce, — où la plupart des villes avaient, malgré l'influence romaine, conservé leurs traditions, — ce qu'elle avait toujours été, c'est-à-dire honorée pour son caractère essentiellement moral, sans cesse entretenue par le bon vouloir des citoyens, qui payaient volontiers un impôt dont ils tiraient tant de profit, perpétuellement soutenue enfin par le zèle des médecins, qu'enorgueillissait, à juste titre, leur emploi public et que stimulaient d'éclatantes récompenses.

Tel fut pendant de longs siècles l'état de la médecine publique sous la domination romaine, lorsque, vers le milieu du IVe siècle, le christianisme, triomphant et libre, résolut de faire pénétrer dans les mœurs publiques les principes de mansuétude et de charité qui formaient la base de la doctrine nouvelle, principes jusqu'alors professés dans l'ombre.

Or, pour montrer clairement au peuple l'excellence de ces principes, quel moyen plus efficace se présentait sinon de pourvoir aux besoins sociaux par une revision, basée sur des principes justes et humains, des lois, des coutumes et des institutions qui régissent le peuple ?

C'est précisément ce qui fut fait.

Quand des coutumes furent jugées iniques (telles, par exemple,

(1) Sur le *valetudinarium*, cf. Columelle, *De re rustica*, lib. XI, cap. I, et lib. XII, 3; Sénèque, *De ira*, lib. I, c. XVI; et *Natur. quæst.*, lib. I, præf.; Tacite, *De orat. dialog.*, cap. XXI. Ces *valetudinaria* particuliers étaient destinés aux esclaves malades, et il ne faut pas les confondre avec les *valetudinaria* des camps, destinés aux soldats blessés ou malades et dont parle Hygin, *De castram.* — Quoi qu'en dise l'annotateur de Sénèque (éd. Lemaire, 1830, vol. V, p. 52), les Romains n'ont jamais eu de *valetudinaria* publics; à moins que l'on ne donne ce nom aux officines publiques que possédaient, comme nous l'avons dit, quelques rares villes romaines seulement; et Mercurialis (*Variar. lect. in med. script. et al., lib. V*, lib. I, cap. 12-13) essaye vainement de prouver, en s'appuyant à tort sur un passage de Strabon, qu'il existait un hôpital dans l'île du Tibre.

(2) Voir Tite-Live, *Dec.* 2, cap. XLVII; et bien d'autres auteurs.

que celle autorisant l'exposition des enfants), ces coutumes furent abolies.

Quand des lois furent trouvées nécessaires (telles, par exemple, que celle prescrivant la fondation des écoles), ces lois furent créées de toutes pièces.

Quand, enfin, des institutions déjà existantes dans certaines parties de l'empire furent reconnues bonnes, elles furent conservées, protégées et vulgarisées ; et c'est justement ce qui fut décidé (et ce que personne jusqu'ici n'a vu) touchant l'antique institution créée et popularisée en Grèce sous le nom de Médecine publique : un édit de Valentinien et Valens, daté de 368 (1), donna à cette institution, perpétuée par la tradition, une existence légale, la déclara, comme on dirait de nos jours, *d'utilité publique* (sans daigner la nommer toutefois, parce qu'elle était d'origine étrangère, d'origine grecque) et l'imposa à tout l'empire, en la modifiant en quelques détails pour la défigurer. Cet édit fut donc véritablement un édit non pas « créateur » comme on le croit à tort, mais simplement « modificateur et vulgarisateur ». Mais cet édit était d'autant plus nécessaire et opportun que, précisément au IVe siècle, non seulement la majorité des cités romaines étaient, comme nous l'avons dit, totalement privées des secours de la médecine publique, dont elles ignoraient jusqu'au nom, mais encore, dans ces mêmes villes, les médecins particuliers, — les seuls auxquels on pouvait s'adresser, — étaient fort rares et, à cause même des richesses qu'ils possédaient, absolument dépourvus de zèle : or, c'est à cette situation lamentable, — qu'Ammien-Marcellin (2) nous dépeint en disant qu'à cette époque, à Rome, « omnis professio medendi torpescit », — que voulut remédier, dans l'intérêt du peuple, l'édit de Valentinien et Valens étendant à tout l'empire les bienfaits de la médecine publique.

Sans doute, on pourra s'étonner que ces empereurs, fameux dans l'histoire par l'atrocité de leurs actes, aient consenti à apporter dans les dispositions législatives nouvelles une amélioration (entre autres) aussi heureuse ; mais on admettra si l'on veut l'explication suivante :

« Le sang des empereurs païens, dit Chateaubriand (3), se retrouve dans les cruautés de Valentinien, le caractère des empereurs chrétiens dans les lois qui ordonnent des médecins pour les pauvres. »

Quoi qu'il en soit, ce sont les modifications apportées par cet édit

(1) *Cod. Theodos.*, lib. XIII, tit. III, leg. 8, 9, 10.
(2) Amm. Marcellin., lib. XIV. — Vers l'an 337.
(3) Chateaubriand, *Étud. hist.*, 3e disc., 1re partie.

dans l'institution de la médecine publique sur lesquelles il convient, pour être complet, d'appeler maintenant toute l'attention du lecteur.

Hâtons-nous de dire que ces modifications, étant toutes « de détail », n'altérèrent nullement et ne pouvaient altérer l'essence même de l'institution que nous étudions ; elles devaient cependant amener, comme nous le verrons, des conséquences importantes, curieuses par leur imprévu, et que personne jusqu'ici n'avait aperçues.

Examinons donc ces modifications, avec les détails qu'elles comportent.

VII

I. Une première modification porte sur le *nom* qui fut attribué aux médecins publics :

En effet, à partir de l'édit de 368, le δημοσιεύων grec devint l'ἀρχίατρος τῆς πόλεως ; en même temps, les *salariarii* ou *medici immunes* romains s'appelèrent désormais *archiatri populares* et *municipales* (1).

II. Une deuxième modification porte sur le *nombre* des médecins publics, qui fut défini pour chaque ville.

En effet, nous avons vu qu'autrefois les cités grecques ne possédaient chacune qu'un médecin public ; que, d'autre part, quelques cités romaines n'en possédaient qu'autant qu'elles le voulaient bien, et même il ne paraît pas que Rome elle-même en employât un seul. Or l'édit dont nous parlons oblige toutes les villes à se pourvoir de plusieurs médecins publics, et institue ceux-ci d'abord à Rome, en nommant un médecin pour chaque quartier, soit quatorze, sans comp-

(1) Sans doute, longtemps avant l'édit de Valentinien ces « médecins de cités » (ἀρχίατροι τῶν πόλεων) existaient déjà sous ce nom dans plusieurs villes grecques, puisque, en somme, les premiers archiâtres apparaissent sous Néron ; mais c'est l'édit de 368 qui donna à ces archiâtres une existence légale, et c'est pourquoi nous les faisons apparaître à cette date. (C'est ainsi que les archiâtres palatins existaient bien avant qu'ils fussent reconnus officiellement par les décrets de 326 et de 413.) — Ajoutons que les nouveaux médecins publics (archiâtres municipaux et archiâtres populaires) jouissaient, en leur qualité même d'archiâtres, de privilèges particuliers ; mais on pense bien que notre intention n'est nullement de faire ici l'histoire de l'archiâtrie, histoire d'ailleurs connue par un travail récent de M. Briau. Disons seulement qu'un de ces privilèges (exemption des logements de guerre) a persisté en France au moins jusqu'à la fin du XVIIe siècle.

ter le Portique du Xyste et le collège des Vestales (1). « C'est ainsi, dit M. Perrot, qu'à Paris chaque arrondissement... a son médecin en titre. » Constantinople eut aussi ses médecins, et toutes les autres cités, grecques ou romaines, de l'empire furent obligées d'en posséder également, mais dans les proportions autorisées par Antonin : une petite ville n'en pouvait posséder que cinq, une plus grande sept, et les métropoles dix (2). Tout l'empire fut ainsi (comme l'avait été la Grèce) pourvu, par décret, de médecins publics : ces médecins sont les mêmes que ceux dont il est fait mention, dans les recueils d'inscriptions grecques et latines, sous le nom d'*archiâtres des villes* (3).

III. Une troisième modification a trait au *mode d'élection* des médecins publics.

En effet, nous avons montré plus haut, au commencement de ce mémoire, d'après certains passages de Platon et de Xénophon, que le médecin public dans les cités grecques était élu par l'assemblée du peuple : or, à partir de l'édit de Valentinien et Valens, ce mode d'élection des médecins publics pour tout l'empire subit quelques modifications :

« Il semble, dit Peyrilhe (4), que l'élection des archiâtres populaires fut d'abord laissée au corps même des archiâtres, sauf l'agrément de l'empereur, et sous la condition de l'unanimité des suffrages et la défense expresse de rien accorder ni à l'indulgence ni à la recommandation des grands.

« Mais, deux ans après la promulgation de la loi dont il est question, c'est-à-dire en 370, les mêmes empereurs qui l'avaient portée réglèrent, par un autre rescrit, la forme de l'élection, et la déclarèrent bonne lorsqu'elle réunirait sept suffrages qui, dans le nombre de treize (électeurs), emportaient la pluralité (5)....

« ..... On pourrait entendre la loi d'une autre façon et dire qu'elle exigeait au moins sept électeurs. Le candidat nouvellement élu prenait toujours la dernière place parmi ses pairs. »

(1) Sur la médecine des Vestales voy. Plin. Jun., *Epist.*, lib. VII, ep. 19 : « ...matronarum curæ mandantur Virgines. »

(2) Modestin., lib. II, *Digest.*, lib. XXVII, tit. I.

(3) Ainsi on trouve dans une inscription d'Euromos de Carie, rapportée par Le Bas (*op. et loc. cit.*, inscr. 314-318), un certain Ménécrate, qualifié de ὁ ἀρχίατρος τῆς πόλεως. Ainsi encore, on trouve dans Orelli (*op. cit.*, inscr. 3994) un « eques romanus » qualifié d'archiâtre de la ville de Bénévent, « archiater Beneventanus ».

(4) *Hist. de la chirurg.*, p. 711-714.

(5) *Cod. Theodos.*, lib. XIII, tit. III, leg. 9.

Mais cette loi, confiant l'élection des archiâtres de Rome au corps même des archiâtres, ne pouvait s'appliquer aux villes peu importantes de l'empire : « car, dit très bien Peyrilhe, cette loi suppose treize électeurs ou au moins sept, et dans les petites villes il ne pouvait y avoir, au moment de l'élection, que six électeurs, quatre, et moins encore. »

Voici alors ce qui fut légalement établi pour les cités moins importantes de l'empire :

« Lorsqu'il s'agira d'incorporer un médecin dans le nombre fixé pour une ville, le gouverneur de la province (« præses provinciæ ») ne se mêlera pas de l'élection, elle sera laissée à l'Ordre (c'est-à-dire, selon Donat, qui s'appuie sur *Cod.*, lib. X, tit. IX, à l'ordre municipal) et aux Possesseurs (c'est-à-dire aux citoyens propriétaires qui n'entraient pas dans les assemblées de la curie ou du corps de ville) (1). »

On voit donc que, dans l'immense majorité des villes de l'Empire, l'élection des médecins publics, essentiellement « populaire » jadis en Grèce, devint « municipale », mais qu'en définitive c'est toujours la cité elle-même qui fait l'élection.

IV. Une quatrième et dernière modification a trait aux *moyens* mis par la cité à la disposition des médecins publics pour leur permettre l'accomplissement de leur mission.

En effet, si l'édit de 368 n'apporta aucun changement dans les devoirs exigés de tout temps des médecins publics, puisqu'il recommande expressément à ces médecins « de préférer l'honneur de servir les pauvres à la honte de ramper sous les riches », il apporta une importante modification dans les avantages matériels que les cités réservaient à ces médecins. Voici, effectivement, ce que dit la loi :

« Quoique les soins de ces médecins, auxquels le public fournit les choses nécessaires à la vie..., doivent être gratuits (2), néan-

(1) Ulpianus, *Digest.*, lib. L, tit. IX, *de med.*

(2) Tout ce passage, rapproché des précédents, montre bien que la thèse, absolument inédite, toute personnelle, que nous soutenons ici, à savoir que le christianisme, en établissant les médecins publics, n'a rien créé et n'a fait qu'étendre à tout l'empire, en la modifiant légèrement, l'antique institution grecque, est l'expression exacte de la vérité. Le médecin de cité, institué par le chrétien Valentinien, est élu et payé par le public et doit ses soins gratuits, exactement comme le médecin public créé par le païen Charondas était élu et payé par le public et devait ses soins gratuits : ces médecins sont donc bien les mêmes, puisque, en dépit des modifications apportées, nous ne voyons entre eux aucune différence sérieuse. C'est ce qui prouve une fois de plus, combien les rapprochements les plus légitimes (avec toutes leurs conséquences) restent parfois longtemps méconnus. — D'ailleurs, les rapprochements ne s'arrêtent pas là : nous verrons tout à l'heure que si le médecin public de

moins nous voulons bien tolérer qu'ils reçoivent ce que l'on offrirait après la guérison, comme la récompense du zèle et de l'empressement qu'ils auront mis à la procurer ; mais nous leur défendons de rien accepter de ce qui leur aurait été promis durant le danger. »

Ainsi donc, comme par le passé, les médecins sont payés par les cités, sur les fonds publics, et doivent en retour leurs soins gratuits ; mais (et c'est ici que nous appelons l'attention sur les conséquences curieuses des modifications que nous étudions) il n'est plus question de leur fournir cet *iatrium*, cette officine, ce vaste local, que les cités étaient tenues de mettre, en plus des appointements, à la libre disposition du médecin pour y traiter les malades gratuitement : la loi n'en fait aucune mention, aucun auteur n'en parle, et il y a une autre raison encore qui montre qu'en effet ces locaux, libéralement concédés autrefois, ne furent plus accordés, c'est que, si l'on songe que les villes de troisième et dernier ordre, les très petites villes de l'empire, étaient tenues d'entretenir jusqu'à cinq médecins publics (sans compter des grammairiens et des rhéteurs), on comprend que, bien loin de pouvoir fournir une officine à chacun de ces médecins, les cités se trouvèrent dans l'impossibilité matérielle d'entretenir un seul *iatrium ;* le traitement fixe qu'elles allouaient à ces cinq médecins était déjà pour ces cités une charge fort pesante (1), et il est permis d'inférer, de la faculté laissée à ces médecins d'accepter un salaire de leurs malades, qu'ils ne recevaient et ne pouvaient recevoir de la cité qu'un traitement extrêmement modique.

Est-ce d'ailleurs à une époque où les invasions barbares commençaient à affaiblir la puissance de l'empire, à bouleverser les fortunes privées, à tarir les sources qui portaient l'or à Rome, et conséquemment à diminuer les fonds publics, qu'une pauvre petite cité grecque, qui, dans des temps meilleurs, pouvait sans trop de gêne s'imposer pour posséder un médecin public et lui concéder gratuitement une officine, aurait pu, en plus du traitement de cinq médecins, fournir à l'entretien dispendieux d'un pareil établissement ?

En vérité, on ne saurait l'admettre.

Eh bien ! si l'on se rappelle ce que nous avons dit de ces officines, qui n'étaient autres, comme nous l'avons montré, que de véritables ambulances bien pourvues de médicaments, entretenues par les deniers publics, dirigées par le médecin public, et ouvertes, dans cha-

Charondas a eu, pour y soigner les malades, les « officines publiques », le médecin de cité de Valentinien a eu « les hôpitaux ».

(1) Ce traitement dut même être retiré provisoirement aux médecins sous Justinien (voir Procop., *Hist. Arc.*, et *Pragm. Just. Sanct.*, a Pitro-Pitheo ed., cap. XXI).

que cité grecque, au public pauvre, demandons-nous ce qui dut arriver quand, par l'effet inévitable et sans doute imprévu de l'édit de Valentinien et Valens daté de 368, ces officines, déjà sans doute devenues rares et à peine suffisantes à cette époque calamiteuse, durent, comme nous l'avons dit, cesser définitivement d'exister.

Il arriva ceci : c'est que les malades indigents, ne trouvant nulle part dans les pays grecs, c'est-à-dire dans tout l'Orient, le refuge spécial que les villes, trop appauvries, ne pouvaient mettre désormais, dans leur intérêt, à la disposition des médecins publics, ces malades, errants ou gisants dans les rues et sur les places publiques (principalement dans les grandes cités qui sont les rendez-vous habituels des indigents sans asile), durent présenter et présentèrent, par l'excès même de leur infortune, le tableau le plus touchant qui ait jamais été offert à la commisération des hommes.

Et alors encore qu'arriva-t-il ?

Il arriva que la charité des particuliers opulents, vivement touchée par ces émouvants spectacles de malades sans asile et sans pain, et puissamment sollicitée aussi par l'influence des principes nouveaux proclamés par les prélats, créa, précisément en Orient, et justement pour remplacer les officines urbaines disparues par l'effet de la loi de 368, les premiers hôpitaux dont il soit fait mention dans l'histoire.

Et cela est si vrai, que les premiers grands établissements véritablement destinés aux malades ont été fondés, le premier, en 372 (date précise importante à signaler pour la thèse que nous soutenons), à Césarée, par saint Basile, évêque (1), les autres à Amasie vers la même époque (2), les suivants enfin, — toujours en Orient et dans les grandes villes, — par saint Jean Chrysostome, qui rivalisa de zèle avec saint Basile (3).

Il n'est pas indifférent de remarquer que ce n'est qu'en 380 qu'on voit apparaître en Italie le premier hôpital, le fameux νοσοκομεῖον, où Fabiola, au rapport de saint Jérôme (4), faisait soigner les malades qu'elle recueillait, — comme on les recueillait en Orient, — sur les places publiques : « quo ægrotantes colligeret de plateis ». Mais on s'explique aisément ce retard dans la création des hôpitaux romains : c'est que l'Italie, qui n'avait jamais voulu adopter entièrement, faute de les bien comprendre, les institutions bienfaisantes de la Grèce, et qui

(1) S. Basil., *Epist.* 176. — Césarée de Cappadoce était la patrie de saint Basile.
(2) S. Basil., *Epist.* 143.
(3) Palladius, in *Vita s. Chrysostomi*, cap. v.
(4) S. Hieronym. (*Epist. ad Oceanum de morte Fabiol.*), lib. III, ep. 10.

par suite, comme nous l'avons aussi montré, avait à peine connu les officines publiques, sentait moins vivement que l'Orient la nécessité de créer des refuges analogues; c'est sans doute aussi que l'Italie, pour laquelle l'institution des médecins publics était véritablement une nouveauté, avait cru un instant cette institution très suffisante, ne voyant pas tout d'abord que des soins médicaux, même gratuits, sont bien inefficaces quand le malade n'a ni asile ni pain.

Ainsi donc, c'est bien en Orient, c'est bien dans les villes grecques, et non ailleurs, que l'on voit *nécessairement* apparaître les hôpitaux, et nous connaissons maintenant le véritable motif qui a déterminé cette création; d'autre part, il est aisé d'expliquer pourquoi ces hôpitaux se multiplièrent rapidement également en Orient, dans tous les pays où l'influence grecque était prépondérante; en voici l'intéressante raison :

Chacun sait que, dès une haute antiquité, nombre de cités dans la Grèce hospitalière avaient créé, pour recevoir gratuitement les étrangers qui n'avaient pas des relations établies avec quelqu'un des habitants, des refuges nommés plus tard *xenodochia*, et que des citoyens nommés « proxènes » étaient chargés (1) de pourvoir à tous les besoins de ces étrangers; cette belle institution, dédaignée aussi par les Romains, persista en Orient comme toutes les institutions charitables fondées par les Grecs (2), et quand la fatale époque de la décadence arriva, accumulant les ruines et multipliant les pauvres, ces établissements primitivement destinés aux étrangers servirent de refuges aux indigents, aux vieillards, aux orphelins sans asile, et ils reçurent alors, suivant ces destinations diverses, les différents noms de *ptochotrophia*, *gerontocomia*, *orphanotrophia*, etc., que l'on trouve mentionnés dans les écrits de saint Epiphane et d'autres Pères (3). On comprend aisément alors que, lorsque la nécessité se fit sentir de créer de nouveaux refuges pour les *malades*, beaucoup de ces établissements se trouvèrent tout naturellement disposés pour être à peu de frais transformés en hôpitaux ; on n'eut pour ainsi dire qu'à changer leur nom, et c'est pourquoi ces hôpitaux abondèrent en Orient, alors qu'en Italie ils étaient à peine connus.

Ainsi, depuis la création, par Charondas, du médecin public ou δημοσιεύων, jusqu'à la fondation du premier hôpital (νοσοκομεῖον), tout, — et nous sommes heureux d'être le premier à proclamer cette

(1) Voir *Schol. in Aristoph. Aves*, v. 1021.
(2) Les caravansérails actuels des pays orientaux en sont la preuve irrécusable.
(3) S. Epiphan., *Adv. hæres.*, lib. III, p. 905.

vérité, — tout dans l'institution que nous venons d'étudier sous le nom de Médecine publique, appartient au génie grec; et, chose admirable! si cette institution s'est perpétuée, comme nous l'avons montré, sans modifications dans son essence pendant de longs siècles, jusqu'aux derniers moments de la décadence romaine, elle n'a jamais disparu entièrement pendant tout le moyen âge, et pour en suivre la trace nous n'avons qu'à citer l'exemple du célèbre Hugues de Lucques, au XIIIe siècle, vers 1260, médecin public ou, si l'on veut, médecin salarié (au traitement de 600 livres) de la ville de Bologne : de telle sorte que, dans le moment présent, nous retrouvons dans la Grèce elle-même et vivante encore au milieu des ruines cette institution qui a défié vingt-quatre siècles! Écoutons M. G. Perrot : « En Roumélie et en Anatolie, dès que la communauté grecque, dans une ville quelconque, est assez intelligente pour sentir le prix des services d'un médecin et assez aisée pour pouvoir supporter cette dépense, elle engage à l'année un docteur ayant étudié en France, à Pise ou à Athènes; celui-ci touche par an une somme déterminée, moyennant laquelle il doit ses visites à tous les membres de la communauté qui jugent bon de l'appeler... Ces frais sont couverts au moyen d'une cotisation réglée par les primats pour chaque famille d'après la fortune qu'elle est censée posséder (1). »

Et maintenant, que pourrions-nous ajouter ? — Ce ne sont pas seulement les œuvres inimitables, taillées dans le marbre par le ciseau des Grecs, qui sont indestructibles; les institutions, comme celle que nous venons d'étudier, sorties parfaites du génie hellénique, sont, elles aussi, impérissables!

Ce n'est pas la seule coutume médicale antique que l'on rencontre dans la Grèce actuelle : on retrouve encore aujourd'hui, chez quelques peuplades grecques, « l'*hérédité de la profession médicale*, la *méthode d'enseignement médical domestique* et la *médecine périodeute* ».

« Dans une des profondes vallées (le Zagori) qu'abritent les escarpements du Pinde, existent encore aujourd'hui, dit M. A. Bertrand (2), cinq ou six villages grecs échelonnés sur les flancs de la montagne, et dont les habitants ne se sont jamais mêlés aux peuplades qui les environnent... Là aussi les mœurs sont restées les

(1) *Explorat. archéolog. de la Galat.*, *de la Bithyn.*, etc., exéc. en 1861, par MM. G. Perrot, Guillaume et Delbet; Paris, 1872. — Bithynie, p. 48, not. ad insc. n° 27.

(2) A. Bertrand, *Études de mythologie et d'archéologie grecque d'Athènes à Argos*, Rennes, 1858, p. 144-146.

mœurs d'autrefois... C'est une croyance très enracinée dans une partie de la Grèce que les habitants du Zagori naissent chirurgiens et médecins à la fois ; chaque famille a sa spécialité et sa tradition *héréditaire : les fils succèdent aux pères*, et à défaut de fils, des *parents* ou des *étrangers* s'engagent tout jeunes dans la famille comme *élèves* ou *domestiques*, ce qui est à peu près la même chose ; les uns sont des rebouteurs, les autres des herniaires habiles ; il en est qui pratiquent avec succès l'opération de la cataracte ou de la lithotomie. On les trouve *parcourant les villes et les rivages de l'Orient*... Après parcouru le monde, ils reviennent vieillir tranquilles, riches souvent, dans le village qui les a vus naître. »

Dr A. VERCOUTRE,
Médecin militaire.

Paris. — Typ. PILLET et DUMOULIN, 5, rue des Grands-Augustins.

www.ingramcontent.com/pod-product-compliance
Ingram Content Group UK Ltd.
Pitfield, Milton Keynes, MK11 3LW, UK
UKHW022140190726
13855UKWH00003B/1267